性传播疾病综合监测
策略与实践

王成　杨斌　主编

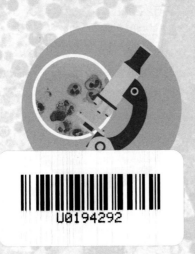

mprehensive Surveillance of Sexually Transmitted Diseases

Strategy and Practice

SPM
南方传媒

广东科技出版社
全国优秀出版社

· 广州 ·

图书在版编目（CIP）数据

性传播疾病综合监测：策略与实践/王成，杨斌主编. -- 广州：广东科技出版社，2024.11（2025.1重印）. -- ISBN 978-7-5359-8364-0

Ⅰ. R759

中国国家版本馆CIP数据核字第2024KD5019号

性传播疾病综合监测：策略与实践

Xingchuanbo Jibing Zonghe Jiance : Celüe yu Shijian

出 版 人：严奉强

策划编辑：颜展敏　杜怡枫

责任编辑：杜怡枫　涂子滢

特邀编辑：郭　飞

封面设计：彭　力

责任校对：邵凌霞

责任印制：彭海波

出版发行：广东科技出版社

　　　　　（广州市环市东路水荫路11号　邮政编码：510075）

销售热线：020-37607413

https://www.gdstp.com.cn

E-mail：gdkjbw@nfcb.com.cn

经　　销：广东新华发行集团股份有限公司

排　　版：创溢文化

印　　刷：广州市东盛彩印有限公司

　　　　　（广州市增城区新塘镇上邵村第四社企岗厂房A1）

规　　格：787 mm×1 092 mm　1/16　印张13.75　字数290千

版　　次：2024年11月第1版

　　　　　2025年1月第2次印刷

定　　价：98.00元

《性传播疾病综合监测：策略与实践》
编委会名单

主　审：陈祥生

主　编：王　成　杨　斌

副主编：黄澍杰　韩　轲　郑和平　龚向东

秘　书：熊明洲

编　委（以姓氏音序排列）：

陈威英　深圳市南山区慢性病防治院

陈祥生　中国医学科学院皮肤病医院（中国疾控中心性病控制中心）

冯铁建　深圳市疾病预防控制中心

龚向东　中国医学科学院皮肤病医院（中国疾控中心性病控制中心）

韩　轲　广东省疾病预防控制局

黄澍杰　南方医科大学皮肤病医院（广东省皮肤性病防治中心）

黄　弦　珠海市第三人民医院

李畅畅　南方医科大学皮肤病医院（广东省皮肤性病防治中心）

李　侠　南方医科大学皮肤病医院（广东省皮肤性病防治中心）

罗珍胄　深圳市南山区慢性病防治院

覃晓琳　南方医科大学皮肤病医院（广东省皮肤性病防治中心）

王　成　南方医科大学皮肤病医院（广东省皮肤性病防治中心）

王雅洁　南方医科大学皮肤病医院（广东省皮肤性病防治中心）

吴兴中　南方医科大学皮肤病医院（广东省皮肤性病防治中心）

熊明洲　南方医科大学皮肤病医院（广东省皮肤性病防治中心）

杨　斌　南方医科大学皮肤病医院（广东省皮肤性病防治中心）

张晓辉　南方医科大学皮肤病医院（广东省皮肤性病防治中心）

赵培祯　南方医科大学皮肤病医院（广东省皮肤性病防治中心）

郑和平　南方医科大学皮肤病医院（广东省皮肤性病防治中心）

序
Preface

　　自20世纪70年代末性传播疾病（以下简称"性病"）在我国死灰复燃以来，性病的流行已经成为我国重要的公共卫生问题之一。性病不仅已经成为我国重要的传染性疾病，造成严重的疾病负担，还会加速艾滋病的传播和流行。广东省是我国性病流行的重点地区之一，梅毒和淋病报告数量已位于法定报告传染病的前列。

　　自20世纪80年代中期以来，广东省各地在当地卫生行政部门的领导下，根据性病流行现状和防治需要，充分利用疾病预防控制和皮肤性病及慢性病防治体系，持续开展了一系列包括疫情监测管理、临床规范服务、行为干预与健康教育，以及针对临床诊疗、疾病预防、实验检测人员培训等内容的性病防治工作。此外，为了落实《中国预防与控制梅毒规划（2010—2020年）》的实施和加强性病多病共防与生殖健康促进，广东省在全国范围内首先启动了覆盖全省多个地区的梅毒综合防治示范区和生殖道衣原体感染综合防治试点项目等，将性病综合监测作为梅毒综合防治示范区和生殖道衣原体感染综合防治试点项目的重要内容之一，积累了大量成功经验，不仅为广东省有效地控制性病的流行发挥了重要作用，而且为全国提供了可以借鉴的成功防治模式。

　　为了加强性病综合监测工作，广东省皮肤性病防治中心组织国内部分性病防治研究人员编写了《性传播疾病综合监测：策略与实践》一书。本书作为性病综合监测工作的指导性手册，系统地介绍了性病综合监测的基本理论、监测体系、监测方法和成功案例等，对完善我国性病综合监测体系和提升综合监测能力具有重要的指导作用。希望本书的出版发行能够为促进我国性病防治工作提供一定的帮助。

陈祥生

中国疾病预防控制中心性病控制中心

2024年11月

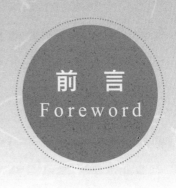

前 言
Foreword

　　性传播疾病（以下简称"性病"）防治是我国传染病防治工作的重要内容之一，性病监测是性病防治工作的重要组成部分。性病监测提供的信息有助于决策者分析和监控性病的流行状况，为评估政策和规划的效果、优化公共卫生资源的配置、指导性病临床诊治服务等提供科学依据。我国性病监测工作经过40余年的发展，已经从单一的疫情数据监测模式发展成为包括疫情、行为学和分子生物学等多维度在内的综合监测模式。但是，目前国内尚缺乏一本系统性介绍性病综合监测理论、方法和实践的著作。鉴于此，我们组织了国内一批性病监测方面的资深专家和经验丰富的业务骨干，共同编写了《性传播疾病综合监测：策略与实践》一书。

　　本书系统地收集了国际上最新的性病综合监测理论、方法和研究成果，总结了广东省近40年来在性病综合监测工作中的实践经验，以期为我国性病防治工作提供全面、系统、实用的性病综合监测策略与实践参考，更好地指导性病防治工作。全书分为四篇，分别介绍了我国五种监测性病的流行状况和规范化诊疗；我国性病防治体系、策略与措施的现状及其演变过程；性病综合监测的内容、方法和质量控制；广东省性病综合监测的实践案例、取得的成效和经验教训等。本书主题鲜明、突出，强调理论性和实用性相结合，适合性病艾滋病防治专业人员、政策制定者、相关医疗工作者及学术研究相关人员参阅。

值本书出版之际，我们谨向为本书作序和担任主审的中国疾病预防控制中心性病控制中心陈祥生教授表达诚挚的敬意和感谢。限于编者水平，本书虽经反复修正，必定还存在诸多错漏之处，恳请同行专家和广大读者在使用实践中批评指正。此外，性病监测的理论与实践策略会随着社会进步而不断地发展与变化，本书编者将时刻关注国内外学术前沿，及时学习与归纳新兴的性病综合监测的理论与方法，适时更新本书内容。

王成　杨斌

南方医科大学皮肤病医院

（广东省皮肤性病防治中心）

2024年11月

目　录
Contents

第一篇　重点性传播疾病

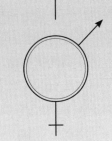

第一篇

重点性传播疾病

　　性传播疾病（以下简称"性病"）是一类主要通过性接触传播的疾病，某些性病也可通过母婴垂直传播（如梅毒），以及受感染的血液或血液制品（如梅毒）、污染物间接传播（如尖锐湿疣）。

　　我国早期流行的性病主要包括梅毒、淋病、软下疳、性病性淋巴肉芽肿及腹股沟肉芽肿等5种，它们被称为经典性病（venereal diseases，VD）。随着对性行为相关疾病认识和疾病诊断能力的提高，20世纪70年代以来，将所有以性接触为主要传播途径的疾病都纳入性传播疾病（sexually transmitted disease，STD）的范畴，以现代的STD替代经典或传统的VD。1975年世界卫生组织（World Health Organization，WHO）提出除了VD外，STD还包括非淋菌性尿道炎、艾滋病、尖锐湿疣、生殖器疱疹、生殖器念珠菌病、滴虫病和阴虱病等20余种疾病。随后借助于不断发展的检测技术，可以发现大量的无症状感染的STD。因此，对性病的定义从原来的"疾病"拓展到"感染"，引出了"性传播感染（sexually transmitted infection，STI）"的概念。此外，近年来发现一些病原体传播与性行为相关，如猴痘、寨卡病毒、埃博拉病毒等，但性接触可能并不是这些病原体感染和传播的唯一途径或主要途径，因此普遍认为可以将这些感染归类为性接触相关的感染（infection associated with sex contact）或者性接触可以传播的感染（sexually transmissible infection）。目前可引起性传播感染的病原体已达到30多种，可以分为5大类，即细菌、病毒、原虫、真菌和体表寄生虫。

　　我国1991年颁布的《性病防治管理办法》将梅毒、淋病、生殖器疱疹、尖锐湿疣、软下疳、非淋菌性尿道炎、性病性淋巴肉芽肿和艾滋病等8种疾病列为我国重点预防的性传播疾病。随着我国2000年后性病流行谱的改变及国际上普遍将生殖道沙眼衣原体感染作为独立性病进行监测与防控，原卫生部在2012年修订并颁布的《性病防治管理办法》中将我国重点防治的性病调整为梅毒、淋病、生殖道沙眼衣原体感染、尖锐湿疣及生殖器疱疹等5种，其中梅毒和淋病为国家法定报告的乙类传染病，生殖道沙眼衣原体感染、尖锐湿疣和生殖器疱疹被纳入《性病防治管理办法》进行管理。

第一章

重点性病病原学及流行状况

　　纳入《性病防治管理办法》管理的五种性病包括梅毒、淋病、生殖道沙眼衣原体感染、尖锐湿疣和生殖器疱疹，了解这些性病的病原学及流行状况，有助于开展相应的监测及防控。

第一节　梅毒

　　梅毒是由苍白密螺旋体苍白亚种（*Treponema pallidum* subsp. *pallidum*，TP，简称梅毒螺旋体）所引起的一种慢性、系统性疾病，几乎可以侵犯全身各个器官。TP由法国科学家Schaudinn与Hoffmann在1905年发现并报告，人是自然界中TP的唯一自然宿主。TP是小而细弱的螺旋状微生物，长5～20 μm（平均长度为6～10 μm），直径<0.2 μm，有6～12个螺旋，因为其透明而不染色，所以称为苍白螺旋体。该病原体肉眼不可见，在暗视野显微镜下仅能看到TP的折光性。梅毒螺旋体在电镜下从外向内分为：外膜（主要由蛋白质、糖及类脂组成）、轴丝（主要由蛋白质组成）和圆柱形菌体（包括细胞壁、细胞膜及胞浆内容物）。梅毒螺旋体是厌氧菌，在人体内可长期生存繁殖，只要条件合适，就会以横断分裂方式一分为二地进行繁殖，增代时间为30～33 h。TP在体外不易生存，采用煮沸、干燥、肥皂水以及一般的消毒剂如升汞、石碳酸、酒精等很容易将其杀死，在41 ℃时1～2 h也可死亡，但在低温（-78 ℃）下可保存多年，并可保持其形态、活力及毒性。

　　基于WHO最新估计结果，2020年全球15～49岁人群中梅毒新感染人数和患病人数分别为710万人和2 230万人，人群患病率0.6%。我国自20世纪70年代末性病死灰复燃以来，梅毒的流行范围和病例报告数（包括先天梅毒病例报告数）逐年增加。为了应对梅毒疫情快速上升的势头，原卫生部分别于2010年和2011年发布了《中国预防与控制梅毒规划（2010—2020年）》和《预防艾滋病、梅毒和乙肝母婴传播工作实施方案》。通过这些规划与方案在全国范围内的实施，反映新发感染的一期、二期梅毒和母婴传播的先天梅毒病例数呈现下降的趋势，我国一期和二期梅毒报告发病率从2013年的11.97/10万下降至2019年的6.14/10万，先天梅毒报告发病率从2013年的59.92/10万活产数下降至2022年的6.25/10万活产数，表明我国梅毒的流行和母婴传播得到了有效的遏制。然而，隐性梅毒的报告病例数仍然呈现持续上升的趋势，以隐性梅毒为主（占80%以上）的总梅毒报告发病率在2013—2019年呈现增长趋势，隐性梅毒报告病例数的增加可能与在医疗机构患者和孕产妇人群中扩大梅毒检测有关。

高危人群是梅毒传播的主要来源，该人群的梅毒患病率处于较高水平。2015—2020年，在沈阳、云南、湖南、内蒙古等地开展的调查显示男男性行为人群（men who have sex with men，MSM）的梅毒患病率在2.38%～11.8%；2010—2015年，在北京、江苏、上海、惠州等地开展的女性性工作者（female sex worker，FSW）调查研究发现，该人群的梅毒患病率在3.0%～30.42%。此外，吸毒人群也是应该关注的人群，2017年的一项调查发现该人群的梅毒患病率高达24.21%。

第二节　淋病

淋病（gonorrhea）由淋病奈瑟球菌（*Neisseria gonorrhoeae*，NG）引起，常表现为泌尿生殖系统的化脓性炎症。淋病奈瑟球菌于1879年由奈瑟（Neisser）首次分离出来，俗称"淋球菌"，人类是其唯一的自然宿主。淋病奈瑟球菌为革兰氏阴性双球菌，属奈瑟氏菌科，奈瑟氏球菌属。卵圆形或豆状，长0.6～0.85 μm，宽0.55 μm，相邻面扁平或稍凹陷，常成对排列。适宜在潮湿、35～36 ℃、含2.5%～5%二氧化碳的环境中生长。在完全干燥的条件下1～2 h就能死亡。39 ℃时能存活13 h，42 ℃时能存活15 min，50 ℃时能存活5 min，100 ℃时立即死亡。但在潮湿毛巾中可存活10～24 h。各种消毒剂均能杀死淋球菌，但该菌对黏膜杀菌剂如硝酸银特别敏感，1∶4 000硝酸银溶液可使脓液中的淋球菌在2 min内死亡。

据WHO估计，2020年全球15～49岁人群中淋病新发感染数8 200万例，患病人数2 900万，人群患病率为0.7%。我国淋病报告发病率呈现出波动的趋势，2013—2022年，年均下降0.83%，由2013年的7.36/10万下降至2022年的6.83/10万。然而，淋病的病例报告数很大程度上受到检测能力和临床诊疗服务能力等因素的影响。

淋病的发病主要集中在高危人群。2022—2023年，在我国7大区域9个省14个城市的MSM人群中调查显示，该人群中的患病率为5.7%，其中直肠、尿道及咽部的阳性率分别为3.3%、0.8%及3.1%；2011年，在女性性工作者人群中的专项调查显示，其淋病患病率为5.0%。

第三节　生殖道沙眼衣原体感染

沙眼衣原体（*Chlamydia trachomatis*，CT）是一类严格在真核细胞内寄生、有独特发育周期、能通过细菌滤器的原核细胞型微生物。CT主要寄生于人类，包括沙眼（A、B、Ba、C亚型）、生殖道感染（D、E、F、G、H、I、J、K亚型）和性病淋巴肉芽肿（L1、L2、L3亚型）三个生物型。目前以生殖道感染生物型最为常见。CT在细胞内寄生，有其独特的发育周期，可观察到两种不同的颗粒结构，一种为原体（elementary body），感染型，呈球形，每个发育周期约需40 h。另一种为始体（initial body），繁殖型，呈圆形或卵圆形。CT对热敏感，56～60 ℃仅能存活5～10 min，在−70 ℃可保存数年。0.1%甲醛或0.5%石碳酸可将CT在短时间内杀死，75%乙醇在0.5 min内即可将CT杀死。

据WHO估计，2020年全球15～49岁人群中生殖道沙眼衣原体感染新发病例数高达1.28亿，人群患病率为3.2%，女性患病率高于男性。我国生殖道沙眼衣原体感染不属于法定传染病，但列为重点监测和管理的性病。从全国哨点地区的监测结果可见其报告发病率一直呈现上升的趋势。从2015年的37.18/10万增长到2019年的55.32/10万，年均增长10.44%。女性报告发病率明显高于男性，高发年龄段为20～34岁性活跃人群（2019年报告发病率为184.7/10万）。报告的病例主要分布于浙江、广东、广西和海南等省份。

高危人群沙眼衣原体感染率如下：2022—2023年间，在我国7大区域的9个省14个城市MSM人群中调查发现，该人群的CT感染率为14.6%，其中直肠、尿道及咽部的阳性率分别为11.4%、3.4%及1.7%；在女性性工作者中发现的感染率为15.37%～20.81%；吸毒人群为6.33%。在深圳市南山区育龄女性中调查的结果表明，该人群的患病率为4.2%，山东省在社区人群中调查的女性人群患病率为2.3%。以上数据表明生殖道沙眼衣原体感染不仅在高危人群中有较高的感染率，在一般人群中也较为常见。

第四节　尖锐湿疣

尖锐湿疣（condyloma acuminatum，CA）是由人类乳头瘤病毒（human papilloma virus，HPV）感染所致的以肛门、生殖器部位皮肤黏膜良性增生性病变为主要表现的一种性病，人是HPV的唯一自然宿主。HPV是乳多空病毒科，乳头瘤病毒属的一组球形、微小、无包膜的环状双链DNA病毒，具有嗜上皮性，主要引起人类皮肤、黏膜的增生性病变。目前已发现的HPV有200多种亚型，可感染肛周、生殖器部位的常见的HPV有30多型，多数HPV感染无症状或为亚临床感染，临床可见的尖锐湿疣90%以上由HPV 6型或HPV 11型引起。HPV在温暖、潮湿的人体部位易生存和繁殖，故外生殖器和肛周最容易发生感染。HPV抵抗力强，能耐受干燥并长期生存，加热或经福尔马林处理可灭活，所以高温消毒和2%戊二醛消毒可灭活。

全国105个性病监测点的监测数据表明，尖锐湿疣报告发病率呈现稳中有降的趋势，但在不同地区报告的情况有所不同。2020—2022年广东省报告尖锐湿疣病例数分别是20 588例、22 369例和21 167例，呈现先升后降的趋势，男性年均报告发病率低于女性，男女比例为1：（1.2～1.4），80%以上尖锐湿疣病例年龄段分布在15～40岁。从部分国家（如英国）的监测结果可见，随着HPV多价疫苗接种的推广，尖锐湿疣的发病率总体会呈现下降的趋势。

2011—2022年，山东、江西等地的调查显示，MSM人群的尖锐湿疣患病率在11.1%～25.0%。2011—2012年，女性性工作者尖锐湿疣患病率为2.71%～8.03%。

第五节　生殖器疱疹

生殖器疱疹（genital herpes，GH）是由单纯疱疹病毒（herpes simplex virus，HSV）感染泌尿生殖器官及肛门部位皮肤黏膜而引起的性病。HSV是由被膜、衣壳、核心和囊膜组成的圆形病毒，囊膜表面有11种膜糖蛋白。HSV有HSV-1和HSV-2两种血清型，两种血清型的基因组有50%的同源性，多数生殖器疱疹是由HSV-2引起。HSV可以在多种细胞中增殖，常用原代兔肾细胞分离培养病毒。细胞感染后很快出现细胞病变效应，表现为细胞肿胀、相互融合而形成多核巨细胞和产生嗜酸性核内包涵体等，最终导致细胞脱落、死亡。

全国105个性病监测点的监测数据表明，生殖器疱疹报告发病率一直保持稳定趋势，但在不同地区有所不同。2020—2022年，广东省报告生殖器疱疹病例数分别是6 768例、7 344例和6 775例，呈现先升后降的趋势，男性略高于女性，男女比例为（1.0～1.2）：1，80%以上生殖器疱疹病例年龄段分布在20～50岁。2020—2022年，浙江省报告生殖器疱疹病例数分别是2 793例、3 226例和3 347例，呈上升趋势，女性年均报告发病率高于男性。2015—2017年，海南省报告生殖器疱疹病例数分别是506例、510例和694例，呈上升趋势，男女比例无明显差异。2017—2019年，陕西省报告生殖器疱疹病例数分别是509例、369例和369例，发病率呈下降趋势，男性年均报告发病率高于女性。

2017—2018年，在MSM人群中的调查显示，HSV-2感染率为5.6%，吸毒人群HSV-2感染率高达38.29%。

（张晓辉　南方医科大学皮肤病医院）

● **参考文献：**

[1] 王英杰，廖玫珍，朱晓艳，等. 2022年山东省男男性行为者性传播疾病患病情况及影响因素[J]. 中国公共卫生，2023，39（12）：1541-1546.

[2] 毕晨娴，邵鹏，李瑶. 2014年上海市浦东新区女性工作者艾滋病哨点监测结果分析[J]. 中国卫生检验杂志，2016，26（14）：2090-2093.

[3] 岳晓丽，龚向东，李婧，等. 2015—2019年中国性病监测点生殖道沙眼衣原体感染流行病学特征[J]. 中华皮肤科杂志，2020，53（8）：596–601.

[4] 姜婷婷. 沙眼衣原体和淋球菌感染流行病学与筛查策略研究[D]. 北京：北京协和医学院，2023.

[5] 郭艳，张肖，杨朝军，等. 云南省男男性行为人群沙眼衣原体、淋球菌和梅毒感染现状及影响因素分析[J]. 中国公共卫生，2023，39（3）：379–383.

[6] 路亮，徐丹，刘明斌，等. 南昌市MSM人群五种常见STD感染状况及HIV感染影响因素分析[J]. 中华疾病控制杂志，2014，18（7）：617–620.

[7] SMOLAK A, CHEMAITELLY H, HERMEZ J G, et al. Epidemiology of *Chlamydia trachomatis* in the Middle East and North Africa：a systematic review，meta–analysis，and meta–regression[J]. The lancet global health，2019，7（9）：e1197–e1225.

[8] World Health Organization. Global progress report on HIV，viral hepatitis and sexually transmitted infections，2021[R]. Geneva：WHO，2021.

[9] YE X, LI F R, PAN Q, et al. Prevalence and associated factors of sexually transmitted infections among methamphetamine users in Eastern China：a cross–sectional study[J]. BMC infectious diseases，2022，22（1）：7.

[10] YE Z H, CHEN S, LIU F, et al. Patterns of sexually transmitted co–infections and associated factors among men who have sex with men：a cross–sectional study in Shenyang，China[J]. Frontiers in public health，2022，10：842644.

第二章
性病的规范化诊断与治疗

　　性病的正确诊断和规范化治疗是有效消除传染源和预防疾病不良结局的关键措施，也是确保性病监测（特别是病例报告）质量的基础。

第一节　梅毒

一、诊断

（一）一期梅毒

1. 诊断依据

（1）流行病学史：有不安全性行为、多性伴或性伴有梅毒患病史。

（2）临床表现。

①硬下疳：潜伏期一般为2~4周。常单发，也可多发。典型的硬下疳界限清楚、边缘略隆起，疮面较平坦、清洁。触诊浸润明显，呈软骨样硬度；无明显疼痛或轻度触痛。

②腹股沟或皮损近卫淋巴结肿大：可为单侧或双侧，无痛。

（3）实验室检查。

①暗视野显微镜检查、镀银染色检查或核酸扩增试验阳性。

②非梅毒螺旋体血清学试验阳性。如感染不足6周，该试验可为阴性，阴性者应于感染6周后复查。

③梅毒螺旋体血清学试验阳性。如感染不足4周，该试验亦可为阴性，阴

性者应于感染4周后复查。

2. 诊断分类

（1）疑似病例：应同时符合流行病学史、临床表现和实验室检查中的第②项，或同时符合流行病学史、临床表现和实验室检查中的第③项。

（2）确诊病例：应同时符合疑似病例的要求和实验室检查中的第①项，或符合疑似病例的要求及两类梅毒螺旋体血清学试验均为阳性。

（二）二期梅毒

1. 诊断依据

（1）流行病学史：有不安全性行为、多性伴或性伴有梅毒患病史，或有输血史（供血者为早期梅毒患者）。

（2）临床表现：可有一期梅毒史（常在硬下疳发生后4～6周出现），病程在2年以内。

①皮肤黏膜损害：可类似各种皮肤病损害，包括斑疹、斑丘疹、丘疹、鳞屑性皮损、毛囊疹及脓疱疹等。掌跖部暗红斑及脱屑性斑丘疹和外阴及肛周的湿丘疹或扁平湿疣为其特征性损害。皮疹一般无瘙痒。可出现口腔黏膜斑、鼻黏膜结节样损害和虫蚀样脱发。

②全身浅表淋巴结可肿大。

③可出现梅毒性骨关节、眼、内脏及神经系统损害等。

（3）实验室检查。

①暗视野显微镜检查、镀银染色检查或核酸扩增试验阳性。

②非梅毒螺旋体血清学试验阳性。

③梅毒螺旋体血清学试验阳性。

2. 诊断分类

（1）疑似病例：应同时符合流行病学史、临床表现和实验室检查中的第②项，或同时符合流行病学史、临床表现和实验室检查中的第③项。

（2）确诊病例：应同时符合疑似病例的要求和实验室检查中的第①项，或符合疑似病例的要求及两类梅毒螺旋体血清学试验均为阳性。

（三）三期梅毒（晚期梅毒）

1. 诊断依据

（1）流行病学史：有不安全性行为、多性伴或性伴有梅毒患病史，或有输血史。

（2）临床表现：可有一期或二期梅毒史，病程2年以上。

①晚期良性梅毒：a.皮肤黏膜损害，头面部及四肢伸侧的结节性梅毒疹，大关节附近的近关节结节，皮肤、口腔、舌咽部树胶肿，上腭及鼻中隔黏膜树胶肿可导致上腭及鼻中隔穿孔和马鞍鼻；b.骨梅毒和其他内脏梅毒，可累及呼吸道、消化道、肝脾、泌尿生殖器官、内分泌腺及骨骼肌等。

②心血管梅毒：可发生单纯性主动脉炎、主动脉瓣闭锁不全、主动脉瘤、冠状动脉狭窄、心绞痛等。

（3）实验室检查。

①非梅毒螺旋体血清学试验阳性，极少数晚期梅毒可呈阴性。

②梅毒螺旋体血清学试验阳性。

③有三期梅毒的组织病理变化。

2. 诊断分类

（1）疑似病例：应同时符合流行病学史、临床表现和实验室检查中的第①项，或同时符合流行病学史、临床表现和实验室检查中的第②项。

（2）确诊病例：应符合疑似病例的要求及两类梅毒螺旋体血清学试验均为阳性。

（四）神经梅毒

1. 诊断依据

（1）流行病学史：有不安全性行为、多性伴或性伴有梅毒患病史，或有输血史。

（2）临床表现。

①无症状神经梅毒：无神经系统症状和体征。

②脑脊膜神经梅毒：主要发生于早期梅毒，可出现脑膜炎症状、颅神经受损症状、脊膜受损症状及多发性神经根病的症状。

③脑膜血管梅毒：可发生于早期或晚期梅毒，但多见于晚期梅毒。表现为

闭塞性脑血管综合征，若侵犯脑可出现偏瘫、失语、癫痫样发作等；若侵犯脊髓可出现脊髓梗死及其相关症状。

④脑实质梅毒：常见于晚期，是脑实质器质性病变，可出现进行性恶化的精神和神经系统损害。例如：麻痹性痴呆、脊髓痨和树胶肿性神经梅毒。

⑤眼梅毒：见于梅毒感染各期，可累及眼部所有结构如角膜、巩膜、虹膜、脉络膜、玻璃体、视网膜及视神经等，常双眼受累。眼梅毒可单独发生，也可以与脊髓痨或麻痹性痴呆同时发生。

⑥耳梅毒：表现为听力下降、失聪，可伴或不伴耳鸣，为神经梅毒症状或体征的一部分，听力丧失可伴梅毒性脑膜炎。

⑦神经梅毒也可因梅毒螺旋体同时侵犯神经系统不同部位而使临床表现复杂多样，症状体征可以重叠或复合。

（3）实验室检查。

①非梅毒螺旋体血清学试验阳性，极少数晚期患者可阴性。

②梅毒螺旋体血清学试验阳性。

③脑脊液检查：有异常发现，且无其他引起这些异常的原因。常规检查白细胞计数$\geq 5 \times 10^6$/L（合并HIV感染者，白细胞计数常$> 20 \times 10^6$/L），蛋白量> 500 mg/L，且无其他引起这些异常的原因；脑脊液荧光螺旋体抗体吸收试验（FTA-ABS）和/或性病研究实验室试验（VDRL）阳性。在没有条件做FTA-ABS和VDRL的情况下，可以用梅毒螺旋体颗粒凝集试验（TPPA）和快速血浆反应素试验（RPR）/甲苯胺红不加热血清学试验（TRUST）替代。研究显示脑脊液中梅毒螺旋体核酸检测阳性或CXCL13升高可以作为神经梅毒的参考依据。

2. 诊断分类

（1）疑似病例：应同时符合流行病学史、临床表现和实验室检查第①、②和③项中的脑脊液常规检查异常（排除引起这些异常的其他原因）。

（2）确诊病例：应同时符合疑似病例的要求、实验室检查第③项中的脑脊液常规检查异常及梅毒螺旋体血清学试验为阳性。

（五）隐性梅毒（潜伏梅毒）

1. 诊断依据

（1）流行病学史：有不安全性行为、多性伴或性伴有梅毒患病史，或有输血史。

1）早期隐性梅毒：在近2年内有以下情形。①有明确的高危性行为史，而且2年前无高危性行为史；②曾有符合一期或二期梅毒的临床表现，但当时未得到诊断和治疗；③性伴有明确的感染梅毒史。

2）晚期隐性梅毒：病程在2年以上。无法判断病程者视为晚期隐性梅毒。

（2）临床表现：无与梅毒相关的明显临床症状与体征。

（3）实验室检查。

①非梅毒螺旋体血清学试验阳性。

②梅毒螺旋体血清学试验阳性。

③有条件时可进行脑脊液检查，以排除无症状神经梅毒，隐性梅毒一般脑脊液检查无明显异常。

2. 诊断分类

（1）疑似病例：应同时符合流行病学史、临床表现和实验室检查中第①或②项。

（2）确诊病例：同时符合疑似病例要求和两类梅毒螺旋体血清学实验均为阳性，如有条件可行脑脊液检查排除无症状神经梅毒。

（六）胎传梅毒

1. 诊断依据

（1）流行病学史：生母为梅毒患者。

（2）临床表现。

①早期胎传梅毒：一般在2岁以内发病，类似于获得性二期梅毒，发育不良，皮损常为红斑、丘疹、扁平湿疣、水疱、大疱，伴梅毒性鼻炎及喉炎、骨髓炎、骨软骨炎及骨膜炎，可有全身淋巴结肿大、肝脾肿大、贫血等。如有神经系统侵犯可出现相关神经系统症状。

②晚期胎传梅毒：一般在2岁或以后发病，类似于获得性三期梅毒，出现炎症性损害（基质性角膜炎、神经性耳聋、鼻或腭树胶肿、克勒顿关节、胫骨骨膜炎等）或标记性损害（前额圆凸、马鞍鼻、佩刀胫、锁胸关节骨质肥厚、郝秦生齿、口腔周围皮肤放射状皲裂等）。

③隐性胎传梅毒：即未经治疗的胎传梅毒，无临床症状，梅毒螺旋体血清学试验为阳性，脑脊液检查正常，年龄<2岁者为早期隐性胎传梅毒，≥2岁者

为晚期隐性胎传梅毒。

（3）实验室检查。

①暗视野显微镜检查、镀银染色检查或核酸扩增试验阳性。

②非梅毒螺旋体血清学试验阳性。患儿抗体滴度为母亲抗体滴度的4倍或以上，或随访3个月滴度呈上升趋势。

③梅毒螺旋体血清学试验阳性。患儿IgM抗体检测阳性有确诊意义，但阴性不能排除胎传梅毒。

2. 诊断分类

（1）疑似病例：所有未经有效治疗的患梅毒母亲所生的婴儿，或所发生的死胎、死产、流产病例，证据尚不足以确诊胎传梅毒者。

（2）确诊病例：在有流行病学史及临床表现的基础上，符合下列任意一项实验室检查和随访结果的均可为确认病例。①暗视野显微镜检查或镀银染色检查在早期胎传梅毒皮肤/黏膜损害及组织标本中查到梅毒螺旋体，或梅毒螺旋体核酸检测阳性；②婴儿血清梅毒螺旋体IgM抗体检测阳性；③婴儿出生时非梅毒螺旋体血清学试验的抗体滴度为母亲抗体滴度的4倍或以上，且梅毒螺旋体血清学试验阳性；④婴儿出生时非梅毒螺旋体血清学试验阴性或抗体滴度虽未达到母亲抗体滴度的4倍，但在其后随访中非梅毒螺旋体血清学试验由阴性转阳性，或抗体滴度上升并伴有临床症状，且梅毒螺旋体血清学试验阳性；⑤患梅毒母亲所生婴儿随访至18月龄时梅毒螺旋体血清学试验仍为阳性。

二、治疗

1. 根据患者情况选择合理治疗方案

青霉素不过敏的情况下，应尽量使用苄星青霉素或普鲁卡因青霉素进行治疗；如青霉素过敏，可使用多西环素进行替代治疗；对头孢菌素不过敏的患者，也可给予头孢曲松进行治疗，具体剂量及疗程可参考《性传播疾病临床诊疗与防治指南（第二版）》的相应章节内容。由于我国梅毒螺旋体对大环内酯类药物普遍耐药，因此，不再推荐红霉素等大环内酯类药物作为梅毒的替代疗法。

2. 孕妇规范治疗

首先，应使用青霉素治疗；其次，要按照治疗方案的要求全程、足量进行治疗；最后，治疗应在分娩前1个月完成。如对青霉素过敏，目前尚无最佳的替代治疗方案，在无头孢曲松过敏史的情况下谨慎选用头孢曲松，但要注意与青霉素可能发生交叉过敏反应。当头孢菌素和青霉素都过敏时，必须在确保无耐药的情况下（可以对梅毒螺旋体耐药相关基因进行检测），才使用红霉素治疗，且在治疗后应加强临床随访和进行梅毒螺旋体血清学试验，在停止哺乳后，要用多西环素治疗。红霉素不能通过胎盘运输，因此对胎儿无治疗作用，患梅毒母亲所生婴儿要进行评估和治疗。苄星青霉素治疗期间，若中断治疗超过1周；或采用其他药物（普鲁卡因青霉素、头孢曲松或红霉素）治疗期间，遗漏治疗1 d或以上，应重新开始计算疗程并继续治疗。孕妇治疗结束后应当定期随访。每月进行1次非梅毒螺旋体血清学试验定量检测，若3～6个月内非梅毒螺旋体血清学试验抗体滴度未下降2个稀释度，或抗体滴度上升4倍（2个稀释度），或检测结果由阴转阳，应当立即再给予1个疗程的梅毒规范化治疗。

3. 先天梅毒

对于母亲孕期未接受规范治疗，且非梅毒螺旋体检测阳性的儿童，按照先天梅毒治疗。有条件的地区应进行脑脊液检查，包括常规检查及脑脊液梅毒螺旋体血清学试验，以判断是否已损害神经系统。根据脑脊液梅毒螺旋体血清学试验结果选择相应的治疗方案。如无条件进行脑脊液梅毒螺旋体血清学试验检查，按脑脊液梅毒螺旋体血清学试验异常者治疗。具体剂量及疗程可参考《性传播疾病临床诊疗与防治指南（第二版）》的相应章节内容。8岁以下梅毒患儿禁用四环素类药物。

4. 心血管梅毒

患者如出现心力衰竭，首先治疗心力衰竭，待心功能可代偿时，可以开始使用青霉素治疗梅毒，所有心血管梅毒均需排除神经梅毒，合并神经梅毒的心血管梅毒必须按神经梅毒治疗。

第二节　淋病

一、诊断

1. 诊断依据

（1）流行病学史：有不安全性行为、多性伴或性伴有淋病患病史，可有与淋病患者密切接触史；儿童可有受性虐待史；新生儿母亲有淋病史。

（2）临床表现。

1）无并发症淋病。

①男性无并发症淋病：淋菌性尿道炎为最常见的表现，约10%的感染者无症状。潜伏期为2～10 d，常为3～5 d。有症状患者中以尿道脓性分泌物和尿痛最常见，部分有尿急、尿频或尿道刺痒感。

②女性无并发症淋病：约50%女性感染者无明显症状，常因病情隐匿而难以确定潜伏期。可出现宫颈炎、尿道炎、前庭大腺炎及肛周炎。

③儿童淋病：男性儿童多发生尿道炎和包皮龟头炎，有尿痛和尿道分泌物；幼女表现为外阴阴道炎，有尿痛、尿频、尿急、阴道脓性分泌物。

2）有并发症淋病。

①男性有并发症淋病：附睾炎，常为单侧，附睾肿大，疼痛明显，同侧腹股沟和下腹部有反射性抽痛，尿道口可见脓性分泌物；精囊炎，急性期有发热、尿频、尿急、尿痛，终末血尿，血精，下腹疼痛；前列腺炎，急性期有畏寒、发热，尿频、尿急、尿痛或排尿困难，终末血尿或尿道脓性分泌物，会阴部或耻骨上区坠胀不适感，直肠胀满、排便感，重者可并发急性尿潴留、前列腺脓肿等；还可引起少见的系带旁腺（Tyson腺）炎或尿道旁腺炎和脓肿、尿道球腺（Cowper腺）炎和脓肿、尿道周围蜂窝织炎和脓肿、尿道狭窄等。

②女性有并发症淋病：淋菌性子宫颈炎上行感染可导致淋菌性盆腔炎，包括子宫内膜炎、输卵管炎、输卵管卵巢囊肿、盆腔腹膜炎、盆腔脓肿以及肝周炎等，淋菌性盆腔炎可导致不孕症、异位妊娠、慢性盆腔痛等不良后果。

3）其他部位淋病。

①眼结膜炎：常为急性化脓性结膜炎，成人可单侧或双侧。新生儿淋菌性眼结膜炎于出生后2～21 d出现，症状常为双侧。

②咽炎：见于有口交行为者，90%以上的感染者无明显症状，少数患者有咽干、咽部不适、灼热或疼痛感。

③直肠炎：主要见于有肛交行为者，女性可由阴道分泌物污染引起，通常无明显症状，重者有明显的直肠炎症状，包括直肠疼痛、里急后重、脓血便。

4）播散性淋病。

分为成人播散性淋病和新生儿播散性淋病，临床较罕见。

（3）实验室检查。

①显微镜检查：取男性尿道分泌物涂片做革兰染色，镜检显示多形核细胞内有革兰氏阴性双球菌为阳性，适用于男性无并发症淋病的诊断，但不推荐用于其他类型的淋球菌感染（如咽部、直肠和女性宫颈淋球菌感染）的诊断。

②淋球菌培养：为淋病的确诊试验，适用于男性、女性及除尿液外的其他所有临床标本的淋球菌检查。

③核酸检测：敏感性高于淋球菌培养，适用于各种类型的临床标本的检测。

2. 诊断分类

（1）疑似病例：符合流行病学史及临床表现中任何一项者。

（2）确诊病例：同时符合疑似病例的要求和实验室检查中的任意一项者。

二、治疗

1. 无并发症淋病

①成人淋菌性尿道炎、子宫颈炎、直肠炎：给予头孢曲松1 g单次肌内注射或静脉给药；或大观霉素2 g（宫颈炎大观霉素4 g）单次肌内注射。

②儿童淋病：体重≥45 kg者按成人方案治疗。体重<45 kg的儿童按体重给药，具体剂量可参考《性传播疾病临床诊疗与防治指南（第二版）》的相应章节内容。如果沙眼衣原体感染不能排除，加上抗沙眼衣原体感染药物治疗。

2. 有并发症淋病

①淋菌性附睾炎、前列腺炎、精囊炎：应延长头孢曲松肌内注射或静脉给药时间，如果沙眼衣原体感染不能排除，追加口服多西环素。

②淋菌性盆腔炎：门诊应给予头孢曲松联合多西环素和甲硝唑进行治疗。上述治疗的具体剂量及疗程可参考《性传播疾病临床诊疗与防治指南（第二版）》的相应章节内容。孕期或哺乳期妇女禁用四环素类药物。妊娠前3个月内应避免使用甲硝唑。

第三节　生殖道沙眼衣原体感染

一、诊断

1. 诊断依据

（1）流行病学史：有不安全性行为、多性伴或性伴有沙眼衣原体患病史，新生儿感染者母亲有泌尿生殖道沙眼衣原体感染史。

（2）临床表现。

1）男性感染：50%以上无症状，有症状者可出现下列表现。

①尿道炎：潜伏期1～3周，表现为尿道不适、尿痛或有尿道分泌物，尿痛症状比较轻，有时仅表现为尿道轻微刺痛和痒感，尿道分泌物为黏液性或黏液脓性，较稀薄，量较少。

②附睾炎：如未治疗或治疗不当，少数患者可进一步引起附睾炎，表现为单侧附睾肿大、疼痛、水肿、硬结，局部或全身发热，硬结多发生在附睾的曲细精管，可触及痛性附睾硬结，有时睾丸也可累及，出现睾丸肿大、疼痛及触痛、阴囊水肿等。

③前列腺炎：患者既往有沙眼衣原体尿道炎的病史或现患沙眼衣原体尿道炎，表现为会阴部及其周围轻微疼痛或酸胀感，伴有直肠坠胀感，可伴有排精痛。体检时前列腺呈不对称肿大、变硬或有硬结和压痛，尿中可出现透明丝状物或灰白色块状物。

④关节炎：为少见的并发症，常在尿道炎出现1～4周后发生，为发生于下肢大关节及骶关节等的非对称性、非侵蚀性关节炎。Reiter综合征指除上述病变外，还有眼（结膜炎、葡萄膜炎）、皮肤（环状包皮龟头炎、掌跖角皮症）、黏膜（上腭、舌及口腔黏膜溃疡）等损害。

2）女性感染：70%以上无症状，有症状者可出现下列表现。

①宫颈炎：由于常见无症状感染，所以难以确定潜伏期，可有阴道分泌物异常，非月经期或性交后出血及下腹部不适，体检可发现宫颈充血、水肿、接触性出血（"脆性增加"）、宫颈管黏液脓性分泌物，阴道壁黏膜正常，拭子试验（将白色拭子插入宫颈管，取出后肉眼可见变为黄绿色）阳性。

②尿道炎：可出现尿痛、尿频、尿急，常同时合并宫颈炎，体检可发现尿道口充血潮红，微肿胀或正常，可有少量黏液脓性分泌物溢出。

③盆腔炎：如未治疗或治疗不当，部分患者可上行感染而发生盆腔炎，表现为下腹痛、腰痛、性交痛、阴道异常出血、阴道分泌物异常等，急性发病时伴有高热、寒战、头痛、食欲不振等全身症状；病情较轻时，下腹部轻微疼痛，红细胞沉降率稍快。体检可发现下腹部压痛、宫颈举痛，可扪及增粗的输卵管或炎性肿块。病程经过通常为慢性迁延性，远期后果包括输卵管性不育、异位妊娠和慢性盆腔痛。

3）男性和女性共有的感染。

①直肠炎：男性多见于同性性行为者，轻者无症状，重者有直肠疼痛、便血、腹泻及黏液性分泌物。

②眼结膜炎：出现眼睑肿胀，睑结膜充血及滤泡，可有黏液脓性分泌物。

③咽炎：通常无症状，少数出现轻度咽痛。

4）新生儿感染。

①新生儿结膜炎：由患病的孕产妇传染所致，在出生后5～12 d发生，轻者可无症状，有症状的新生儿表现为轻重不等的化脓性结膜炎，出现黏液性或黏液脓性分泌物，眼睑水肿，睑结膜弥漫性红肿，球结膜炎症性乳头状增生，日久可致瘢痕、微血管翳等。

②新生儿及婴儿肺炎：潜伏期3～16周，表现为鼻塞、流涕，呼吸急促，特征性（间隔时间短、断续性）咳嗽，常不发热，体检发现呼吸急促，可闻及湿啰音。

（3）实验室检查。

①核酸检测：PCR、RNA实时荧光核酸恒温扩增法、转录介导核酸恒温扩增法等检测沙眼衣原体核酸阳性。核酸检测应在通过相关机构认定的实验室开展。

②抗原检测：酶联免疫吸附试验、直接免疫荧光法或快速免疫层析试验检

测沙眼衣原体抗原阳性。

③培养法：沙眼衣原体细胞培养阳性。

④抗体检测：新生儿衣原体肺炎病例沙眼衣原体IgM抗体滴度升高，有诊断意义。

2. 诊断分类

（1）确诊病例：同时符合流行病学史、临床表现以及实验室检查阳性者。

（2）无症状感染：符合实验室检查阳性，有流行病学史但无症状者。沙眼衣原体感染应与其他病原体导致的相应部位感染相鉴别。

二、治疗

1. 成人沙眼衣原体感染

根据不同的病情采用相应的治疗方案，无并发症的沙眼衣原体生殖道感染首选多西环素100 mg，每日2次，连续7 d。（替代方案：第1天口服阿奇霉素1 g，第2天和第3天分别口服阿奇霉素0.5 g；或口服四环素500 mg，每日4次，连续7 d；或口服红霉素500 mg，每日4次，连续7 d；或口服氧氟沙星200～400 mg，每日2次，连续7 d。）其他部位感染或有并发症的感染具体剂量及疗程参考《中国沙眼衣原体泌尿生殖道感染临床诊疗指南（2024）》。

2. 婴儿沙眼衣原体眼炎和肺炎

一般给予阿奇霉素或红霉素治疗，具体剂量及疗程参考《中国沙眼衣原体泌尿生殖道感染临床诊疗指南（2024）》。

3. 妊娠期感染

建议给予阿奇霉素单剂量口服，或阿莫西林、红霉素进行治疗。具体剂量及疗程参考《中国沙眼衣原体泌尿生殖道感染临床诊疗指南（2024）》。妊娠期忌用四环素类及氟喹诺酮类。阿奇霉素的疗效优于红霉素和阿莫西林；阿莫西林的疗效优于红霉素。在行判愈试验后3个月和妊娠后3个月还应重复做生殖道沙眼衣原体检测，以减少或避免胎儿或新生儿感染。

第四节　尖锐湿疣

一、诊断

1. 诊断依据

（1）流行病学史：有不安全性行为、多性伴或性伴有尖锐湿疣患病史或HPV病毒感染史。或有与尖锐湿疣患者密切的间接接触史，或新生儿的母亲为HPV感染者。

（2）临床表现。

潜伏期3周至8个月，平均3个月。

①男性好发于龟头、冠状沟、包皮系带、阴茎、尿道口、肛周和阴囊等，女性好发于大小阴唇、尿道口、阴道口、会阴、肛周、阴道壁、宫颈等，被动肛交者可发生于肛周、肛管和直肠，口交者可出现在口腔。

②皮损初期表现为局部出现多个丘疹，逐渐发展为乳头状、鸡冠状、菜花状或团块状的赘生物。可单发或多发，直径1～10 mm。色泽粉红色至深红色（非角化性皮损）、灰白色（严重角化性皮损），甚至棕黑色（色素沉着性皮损）。少数患者因免疫功能低下或妊娠而发生大体积疣，可累及整个外阴、肛周以及臀沟。

③一般无自觉症状，少数患者人可自觉痒感、异物感、压迫感或灼痛感，常因皮损引起疣体脆性增加而出血或继发感染。女性可有阴道分泌物增多。但约70%的患者无任何自觉症状。

④亚临床感染或潜伏感染可能是人体感染HPV最常见的后果。亚临床感染的皮肤黏膜表面外观正常，但HPV核酸检测阳性，组织病理检查出现HPV感染的表现，醋酸白试验大多阳性。

⑤醋酸白试验：用3%～5%醋酸溶液湿敷或涂布于待检的皮损处以及周围皮肤黏膜，在3～5 min内如见到均匀一致的变白区域，即为阳性反应。

⑥辅助检查：阴道窥器、阴道镜、肛门镜检查是常见的检查手段，可以更好地暴露腔道部位的疣体。

（3）实验室检查。

①病理学检查：可见角化过度、灶性角化不全、表皮乳头瘤样或疣状增生、棘层肥厚、真皮浅层血管扩张，并有以淋巴细胞为主的炎症细胞浸润。表皮浅层可见呈灶状、片状及散在分布的空泡化细胞，即凹空细胞，该细胞体积大，核深染，核周胞质不同程度的空泡化改变。部分皮损的角质形成细胞内可见紫色的病毒包涵体颗粒。

②核酸扩增试验：聚合酶链反应（PCR）、荧光定量PCR法等检测可疑损害标本中HPV核酸阳性，并可进行HPV型别鉴定。

2. 诊断分类

（1）临床诊断病例：符合流行病学史和临床表现。

（2）确诊病例：符合临床诊断病例的要求和实验室检查中任意一项。

二、治疗

以去除疣体为目的，尽可能地消除疣体周围的亚临床感染，以减少或预防尖锐湿疣复发。治疗后应定期随访。根据皮损的大小、部位、患者年龄等因素选择不同的治疗方法，不主张采用毒性大的药物或易产生瘢痕的方法。治疗期间禁止性生活。治疗包括以下三类，具体治疗方法及注意事项可参考《性传播疾病临床诊疗与防治指南（第二版）》的相应章节内容。

1. 药物治疗

0.5%鬼臼毒素（足叶草酯毒素）酊（或0.15%鬼臼毒素霜）、5%咪喹莫特霜、80%～90%三氯醋酸或二氯醋酸等。

2. 物理疗法

冷冻疗法、激光治疗、高频电针或电刀切除法以及5-氨基酮戊酸光动力学疗法（ALA-PDT疗法）。ALA-PDT疗法对亚临床损害和潜伏感染也有效，尤其适用于腔道部位如肛管内、尿道内、尿道口、宫颈管内等部位疣体。临床上一般联合使用其他治疗方法。

3. 手术治疗

对于巨大尖锐湿疣，建议对疣体整个或分批次切除。

第五节　生殖器疱疹

一、诊断

1. 诊断依据

（1）流行病学史：有不安全性行为、多性伴或性伴有生殖器疱疹或HSV病毒感染史。

（2）临床表现。

①男性好发于包皮、冠状沟、龟头、阴茎体等；女性好发于大阴唇、小阴唇、会阴、肛周、阴道等。男性同性性行为者常见肛门、直肠受累。

②初起为红斑和丘疱疹，很快发展为集簇的或散在的小水疱，2～4 d后破溃形成糜烂或溃疡，自觉疼痛、瘙痒、有烧灼感。

③不典型或未识别的生殖器疱疹，如非特异性红斑、裂隙、硬结（或疖肿）、毛囊炎、皮肤擦破、包皮红肿渗液等。

④疱疹性宫颈炎，表现为黏液脓性宫颈炎，出现宫颈充血及脆性增加、水疱、黏膜脱失，甚至坏死；疱疹性直肠炎，表现为肛周水疱或溃疡，肛门部疼痛、里急后重、便秘和直肠黏液具血性分泌物，常伴发热、全身不适、肌痛等，多见于男性同性性行为者。

⑤无临床症状和体征的HSV亚临床感染，存在无症状排毒，可有传染性。

（3）实验室检查。

①检测病毒抗原：从皮损处取标本，以直接荧光法或酶联免疫吸附分析（ELISA）检测单纯疱疹病毒抗原。

②病毒培养：从皮损处取标本进行细胞培养，分离并鉴定HSV病毒阳性。

③核酸检测：多采用HSV实时荧光聚合酶链反应（PCR）方法检测HSV核酸。

④抗体检测：单纯疱疹病毒2型特异性血清抗体检测阳性。

2. 诊断分类

（1）临床诊断病例：符合流行病学史和临床表现。

（2）确诊病例：符合临床诊断病例及实验室检查中第①②③项中任意一项。

二、治疗

1. 初发生殖器疱疹（包括原发性生殖器疱疹）

建议给予阿昔洛韦、伐昔洛韦或泛昔洛韦进行治疗。

2. 复发性生殖器疱疹

发作时的抗病毒治疗，最好在出现前驱症状或皮损出现24 h内开始用药。

3. 疱疹性直肠炎、口炎或咽炎及播散性HSV感染

应适当增大剂量或延长疗程。

4. 频繁复发（每年复发≥6次）者可采用长期抑制疗法

上述治疗的具体剂量及疗程可参考《性传播疾病临床诊疗与防治指南（第二版）》的相应章节内容。

（张晓辉　南方医科大学皮肤病医院）

● **参考文献：**

[1] 王千秋，刘全忠，徐金华，等. 性传播疾病临床诊疗与防治指南[M]. 2版. 上海：上海科学技术出版社，2020.

[2] 中华医学会皮肤性病学分会，中国疾病预防控制中心性病控制中心，中国医师协会皮肤科医师分会，等. 中国沙眼衣原体泌尿生殖道感染临床诊疗指南（2024）[J]. 中华皮肤科杂志，2024，57（3）：193-200.

[3] World Health Organization. WHO guidelines for the treatment of *Chlamydia trachomatis*[S]. Geneva：WHO，2016.

第三章

性病临床服务

性病临床服务是性病防治的主要组成部分，也是及时发现和有效治疗性病感染者，从而阻断性病进一步传播的主要环节。性病的临床服务是以医疗机构为服务场所提供的干预服务，主要包括诊疗服务和预防服务两部分。

第一节　诊疗服务

一、诊疗空间和设施要求

（一）诊疗空间及配备

开展性病诊疗服务有一定的场地要求，包括足够的空间用作诊室、检查室、检验室、治疗室、候诊区、注射室/普通治疗室等。对于条件不足的医疗机构，某些空间可合并，如诊室与检查室，但前提是不影响患者的隐私保护、消毒隔离及正常诊疗操作。性病诊疗场地应有符合卫生标准的自来水供应、符合标准的高压消毒卫生材料和合格的消毒器材供应，污水、污物处置设施符合要求。

（二）实验室空间及仪器设备

具备开展常规性病检测的实验室空间环境和仪器设备。具有开展性病检测工作的相关实验室，且符合国家相关标准、规范，如《实验室生物安全通用要求（GB 19489—2008）》。

（1）常规检验室、细菌室、免疫室、血清室、生化室、病理室和分子生物学实验室。

（2）符合国家规范的性病检测试剂；其他检验所必需的设备和物品等。

（三）治疗药物保障

开展性病诊疗的医疗机构药房应当配备性病治疗的必需药物，医务人员根据《性传播疾病临床诊疗与防治指南（第二版）》，及时为性病患者提供规范治疗。不具备治疗条件的医疗机构或科室，应及时将性病患者转诊至具备性病诊疗条件的医疗机构或者科室处置。

（四）供应及消毒保障

根据《消毒管理办法》的规定，性病门诊要建立完善的消毒隔离制度，并予以落实。使用后的一次性注射器、采血器具等锐器要按《医疗废物管理条例》的相关要求严格执行，严防意外传染事故的发生。诊室和检查室应有专用的清洁工具，定期消毒，并做好标记，不得与其他科室共用。

二、人员要求

（一）医务人员配备

提供性病临床诊疗服务的医疗机构应至少配备1名具有中级技术职称的医师；配有一定数量的分诊护士和健康教育/咨询人员等。这些部门的医务人员或管理人员均应定期接受相关专业培训，近3年内应接受过市级或以上的培训，并获得培训证书（或培训学分证书）。

（二）实验室人员配备

提供性病临床诊疗服务的医疗机构的性病实验室人员中至少有1名人员具有中级或以上技术职称，性病实验室人员每3年至少接受过1次市级或以上的性病实验室检测技术培训，持专业培训合格证书上岗。各级实验室人员通过定期和不定期的业务学习和在岗培训，提高自己的检验水平。

三、规范化流程

1. 流行病学与临床评估

医务人员通过采集流行病学和临床病史、风险评估、体格检查和实验室检测等方式对就诊者进行系统评估，为后续的诊断、治疗、性伴通知和随访服务等提供必要的信息。

2. 诊断

结合患者流行病学史、临床表现和实验室检查结果，作出诊断。由于性病患者大多为无症状，流行病学史不明确或标本采集困难，因此敏感性和特异性高的实验室检测结果对性病的诊断就显得尤为重要，明确诊断需要依赖实验室检测结果阳性为标准。

3. 治疗

按照我国最新发布的治疗指南，对性病感染者提供及时、足量、全程、规范化治疗。

4. 转诊与会诊

在有诊疗资质的医疗机构内，性病感染的诊断和治疗可以在相关科室（如皮肤性病科、泌尿外科、妇科、产科、肛肠科等）内开展。如出现某些需要技术支持的情况（如诊断不明确、治疗效果差等），可以借助院内或院外转诊或会诊机制，提供必要的服务。

5. 随访

在性病患者接受治疗后，应根据患者的不同病情及治疗情况，制订随访计划，进行密切随访，以观察症状和相关体征是否消失、确定是否需要进行判愈试验、了解性伴是否通知成功等。应尽量对所有的患者进行随访，对随访者进行复查和判愈，并做好记录。

第二节　预防服务

医疗机构开展的性病预防服务是对诊疗服务的重要补充，可以通过门诊开展的预防服务（如健康教育和咨询、安全套使用促进、性伴通知、HIV与梅毒的咨询检测等），以进一步提高患者的防病意识，减少性病的进一步传播。此外，预防服务还包括从公共卫生角度开展的工作（如病例报告）和针对高危人群开展的现场干预（如外展服务）。

一、健康教育和咨询

医生在对性病就诊者进行诊疗后，应提供健康教育和咨询服务，目的是使他们了解性病的预防知识，防止性病传播和再感染。医务人员应提供性病预防的相关信息，耐心回答患者提出的有关问题，共同探讨如何避免或减少高危行为，以提高就诊者预防性病的知识和技能。

1. 健康教育的基本内容

宣传讲解性病的预防知识，帮助就诊者认识与性病相关的危险行为，鼓励就诊者改变这些危险行为，有针对性地发放健康教育处方和宣传材料，向性病患者说明全程治疗的重要性，以促进患者遵医嘱完成治疗，与性病患者商讨通知性伴来医院接受检查和治疗的方法，宣传安全套在预防性病、艾滋病中的作用及正确使用方法，动员就诊者接受HIV和梅毒的检测。

2. 咨询服务

在医患双方相互理解的前提下开展保密式谈话。通过交谈，使患者倾诉自己的问题，宣泄情感，进而减轻心理压力，并获得指导和帮助。对性病患者以及性伴进行咨询服务是预防性病传播的重要手段。咨询服务的基本步骤包括建立和谐的医患关系、确定咨询者的问题、分析讨论并共同提出解决问题的办法。

3. 干预服务包的发放

可现场发给就诊者干预服务包，包括安全套、性病及艾滋病预防知识宣传单、性病患者治疗期间注意事项、性伴通知卡和转诊卡等材料，或为就诊者发放"电子干预服务包"，即通过性病防控新媒体健康传播与服务平台App（如"携手医访"）或微信小程序为就诊者精准推送健康教育处方、相关宣传材料和科普文章，并提供风险评估。

二、安全套使用促进

在医务人员为性病就诊者提供规范化医疗服务中，推广使用安全套以促进安全性行为是重要的服务环节之一。医务人员应能意识到坚持正确使用安全套对预防性病、艾滋病传播的重要性，并在诊疗过程中，向就诊者宣传安全套的预防作用，鼓励其使用；讲解、演示正确使用方法及注意事项；告诉就诊者如何得到或何处购买安全套。

三、性伴通知

任何与性病患者发生性行为的人，都有可能被感染。性伴通知不仅可以追查到传染源或其他被传染者，还能够发现无症状感染，从而消除传染源，阻断性病的传播。医务人员应向确诊的性病患者强调性伴治疗的重要性，说服患者告知与其有性接触的人接受检查和治疗。性伴通知的方式有患者自愿通知、医务人员通知和约定通知（包括患者自愿通知和医务人员通知）等，在实际工作中应根据患者的具体情况和实施的可行性选择合适的通知方式，以提高性伴通知可接受性和有效性。应通知性病患者过去3个月内的所有性伴，无论有无症状都应到医疗机构接受检查和处理。性伴通知应注意保密，所有患者和性伴的资料都应妥善保管。

四、HIV和梅毒的咨询与检测

医疗机构的相关科室人员，为性病就诊者主动提供HIV和梅毒的咨询与检测服务，及早发现感染者，对感染者尽早开始规范治疗，或提供转诊或随访服务，以减少性病的进一步传播，此是性病、艾滋病极为重要的防治措施之一。建议对所有具有高危性行为或有性病可疑表现的就诊者开展HIV和梅毒（必要时包括其他性病）的咨询与检测。目前HIV的咨询检测采取两种策略，一种是HIV自愿咨询检测（voluntary counseling and testing，VCT），指求询者在经过咨询后使其对于HIV检测做出自主选择。另一种是医务人员主动提供的HIV检测和咨询（provider-initiated testing and counseling，PITC）。VCT强调知情同意和自愿检测，而PITC则采取知情不拒绝的原则，即将检测作为一种常规服务，如果就诊者未表示拒绝，就为其进行HIV检测。

五、疫情报告

根据《中华人民共和国传染病防治法》和《性病防治管理办法》要求，对性病病例首次做出诊断的医生（称为首诊医生）必须按照规定进行性病疫情的报告，履行法律规定的义务与职责。首诊医生使用电子版或纸质版的《传染病报告卡》收集性病病例报告信息。报告信息填写应准确，字迹清楚（纸质版），无逻辑错误，内容完整；当一个患者同时患有多种性病时，每一种性病均需填写一张报告卡；对于梅毒应准确报告其具体分期；生殖道沙眼衣原体感染、尖锐湿疣与生殖器疱疹病例的报告应在《传染病报告卡》上的"其他法定管理以及重点监测传染病"栏目中填写。

（张晓辉　南方医科大学皮肤病医院）

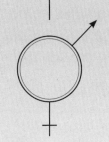

第二篇

性传播疾病防治体系、策略与措施

性病防治工作借助于完善的防治体系对一系列有效的策略与措施加以实施。防治体系为性病防治提供了保障和平台，防治策略与措施是实现性病有效预防和控制的手段。因此，在性病防治中加强防治体系的建设和强化防治策略与措施的落实至关重要。

第四章

性病防治体系

第一节　我国性病防治体系

性病是我国重点防控的传染病，原卫生部颁布的《性病防治管理办法》，明确了参与性病防治的机构与职责。在各级政府和卫生健康行政部门的领导下，逐步建立了以性防机构为骨干，医疗机构为依托，各部门参与的联防联控防治体系，规范了性病"监测、检测、诊疗"的管理并强化了能力建设，全面推进性病防治策略与措施的落实。

一、组织架构与职责分工

我国的性病防治体系是自上而下的垂直体系，国家、省、市、县各级政府均设有卫生健康行政部门和性防机构，各省、市、县均设有医疗机构（含妇幼保健机构），还有其他机构（如健康教育机构、卫生监督机构、采供血机构与健康体检机构、戒毒药物维持治疗门诊与艾滋病检测咨询门诊、相关协会学会等）。防治体系组织架构、机构及相应职责如图4-1所示。

国家及各级卫生健康行政部门是我国性病防治体系中的组织领导机构。根据《性病防治管理办法》规定，卫生健康行政部门在同级人民政府领导下，建立和完善性病防治管理和服务体系，将性病防治工作逐步纳入基本公共卫生服务内容；加强性病防治队伍建设，负责安排性病防治经费，组织开展性病防治工作。其中，国家级卫生健康行政部门负责全国性病防治工作，根据需要制订国家性病防治规划，确定需要管理的性病目录，决定并公布需要列入乙类、丙类传染病管理的性病病种。省、市、县级地方卫生健康行政部门负责本行政区域内的性病防治工作，依照《性病防治管理办法》和国家性病防治规划，结合当地性病流行情况和防治需求，制订并组织实施本行政区域性病防治计划。

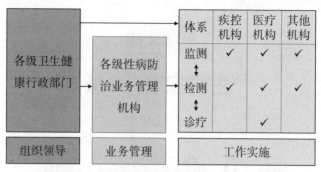

体系	疾控机构	医疗机构	其他机构
监测	✓	✓	✓
检测	✓	✓	✓
诊疗		✓	

各级卫生健康行政部门 → 各级性病防治业务管理机构

组织领导　业务管理　工作实施

疾控机构：疾病预防控制机构。医疗机构：医疗卫生机构。其他机构：其他承担监测（如哨点机构）或检测（如检测机构）工作的机构。

图4-1　我国性病防治体系组织架构及相应职责示意

性防机构，如疾病预防控制中心、皮肤性病（慢病）等专病防治机构，承担性病防治工作的技术支持和组织协调。各地实际承担性病防治业务管理的性防机构由当地卫生健康行政部门指定。其中，国家级性防机构负责协助国家卫生健康委员会制订全国性病防治规划；指导全国性病防治工作，开展性病监测、疫情分析及管理、培训督导、防治效果评估等工作，组织制定和完善性病实验室检测等技术规范，开展性病实验室质量管理，定期开展性病诊断试剂临床应用质量评价。省级、设区的市级和县级的性防机构负责组织有关机构和专家，协助同级卫生健康行政部门制订本行政区域性病防治计划，开展性病的监测、流行病学调查、疫情分析及管理、培训督导等工作，组织并指导下级性防机构和社会组织开展性病防治宣传教育、针对有易感染性病危险行为的人群开展干预工作和本行政区域性病实验室质量管理。

各级各类开展性病诊疗业务的医疗机构，包括综合医院、专科医院、妇幼保健院等，是性病防治业务的实施部门，负责根据性病诊断标准和技术规范对性病患者或者疑似患者进行诊断治疗，按照规定报告疫情，开展性病防治知识宣传、健康教育、咨询和必要的干预，协助卫生健康行政部门开展性病诊疗业务培训，开展实验室检测质量控制，协助性病防治管理机构开展性病疫情漏报调查和流行病学调查等工作。

其他机构负责承担卫生健康行政部门交办的各项任务，协助性防机构开展相关工作。

二、业务实施与管理

性病防治策略与措施的落实在很大程度上是基于三个（监测、检测、诊疗）网络平台的建设和能力加强，这些平台不仅能够为性病防治明确工作重点，而且能够为落实性病防治的具体措施奠定基础。

（一）性病监测

疾病监测是指长期、连续、系统地收集疾病的动态分布及其影响因素的资料，经过分析将信息上报和反馈，以便及时采取干预措施并评价其效果。我国的性病监测工作始于1987年，现已逐步发展到综合监测阶段。各级卫生健康行政部门负责性病监测工作的组织领导，为本行政区域内性病疫情监测网络的建设和正常运行提供必要的保障条件。性防机构负责本行政区域内性病疫情监测及信息报告的业务管理和技术指导工作，对性病疫情信息进行收集、核实、调查、分析、报告和反馈，预测疫情趋势，对疫情信息报告质量进行检查。其中，国家级性防机构负责制订全国性病监测方案，省级性防机构根据全国性病监测方案和本地性病疫情态势，制订本行政区域的性病监测实施方案，组织开展性病监测和专题调查。每年各级性防机构针对法定报告传染病（梅毒和淋病）进行漏报率、准确性、重报率核查。医疗机构（含妇幼保健机构）是性病疫情监测的实施部门，负责开展性病疫情报告和其他监测工作。医务人员是性病疫情责任报告人，被选为监测哨点的医疗机构按照全国性病监测要求收集和上报信息，开展监测工作。

（二）性病检测

我国的性病检测网络是在卫生健康行政部门领导下，由国家参比实验室、省级中心实验室与地市级性防机构实验室、各类提供性病诊疗服务的医疗机构实验室构成的三级检测网络。国家参比实验室由国家级性防机构设立，负责建立全国性病实验室质量管理体系，组织制定和完善性病实验室检测等技术规范，开展性病实验室质量管理，定期开展性病诊断试剂临床应用质量评价。省级中心实验室由省级性防机构设立，在参加国家级性病实验室室间质量评价的基础上，负责每年组织对市级及以下性防机构的中心实验室，辖区内医疗机构实验室开展性病检测质量管理。此外，临床检验专业质量控制中心也会定期组织对各医疗机构实验室的性病检测能力进行验证与室间质量评价。目前，我国大陆地区除极少数边远地区外，几乎各省（区、市）的医疗机构均参加了性病实验室检测的能力验证与室间质量评价。各类提供性病诊疗服务的医疗机构，其性病实验室通常设立在检验科内，负责按照检验标准操作和质量控制程序进行性病临床检验，并按照技术规范进行检验和结果报告，参加性病实验室的室间质量评价，加强实验室生物安全管理。近年来，新兴起的第三方检测机构和提供快检商品的电商平台也成为性病检测体系的有效补充。

（三）性病诊疗

我国的性病诊疗网络由各类提供性病诊疗服务的医疗机构、性病诊疗医疗质量控制中心（以下简称"质控中心"）和各级性防机构共同组成。各级各类医疗机构，在当地卫生健康行政部门的领导下，在当地性防机构和质控中心的管理、指导和技术支持下，开展性病规范化医疗服务。

国家级质控中心与国家级性防机构负责联合制定全国性病规范化医疗服务工作的质控方案和标准；定期开展全国性病规范化医疗服务的管理工作培训，指导省级质控中心开展质控工作，组织省级质控中心开展性病规范化医疗服务督导和考评，并总结、分析、反馈质控工作情况。省级质控中心负责开展全省的性病诊疗规范化管理工作，市级性病诊疗医疗质控中心在市卫生健康行政部门的领导下，协助省级质控中心开展辖区内性病诊疗的规范化管理工作。目前，我国的国家级质控中心由中国医学科学院皮肤病医院（即中国疾病预防控制中心性病控制中心）、中日友好医院、复旦大学附属华山医院3家医疗机构的相关部门联合组建。各省、市级质控中心由同级卫生健康行政部门认定，并挂靠在相关医疗机构。

医疗机构是性病诊疗工作的实施部门，负责按要求提供性病规范化医疗服务。其中，二级及以上医疗机构的性病规范化医疗服务由皮肤科、皮肤性病科或性病科开展，在未开设皮肤科的医疗机构，由性病诊疗专业培训合格的妇产科、男科、泌尿科、肛肠科等科室医务人员提供性病诊疗服务。一级医疗机构，如社区卫生服务中心、乡镇卫生院，主要负责提供性病筛查和有效的转介服务，少数能力强的机构可开展性病诊疗服务。各级妇幼保健机构除了按相应诊疗资质开展性病诊疗服务外，还依据《预防艾滋病、梅毒和乙肝母婴传播工作规范（2020年版）》，提供孕产妇及其所生婴儿的梅毒规范化医疗服务和预防梅毒母婴传播服务，无梅毒诊疗能力的机构需提供有效的转介服务。

三、面临的挑战

我国的性病防治体系对于防控性病的流行与传播发挥了关键作用。然而，在应对性病的流行与传播中仍存在一些不足与挑战。

（一）政策支持力度和延续性有待加强

虽然我国对传染病防治工作越来越重视，《中华人民共和国传染病防治法》《性病防治管理办法》等法律法规文件为我国相关机构开展性病防治工作提供了政策保障，但与艾滋病、乙型病毒性肝炎、肺结核等其他慢性传染病防治相比，我国性病防治工作的政策保障明显不足。自2020年《中国预防与控制梅毒规划（2010—2020年）》结束以来，我国尚未出台关于性病防治的相关国家规划等纲领性文件，一定程度上影响性病防治的相关工作开展和经费支持。

（二）部分机构履行职责不到位

虽然相关法律法规已明确了医疗机构在梅毒、淋病等性病的防治职责，但部分医疗机构参与性病防治的积极性不高，全链条规范化诊疗服务各环节间缺乏有效衔接和融合，存在服务不到位的情况。另外，各地性防机构面临职能弱化、性病防治边缘化问题，加上人员配备不足，防治队伍人员流失等因素，导致性病防治管理职责履行不到位。

（三）实施体系仍不健全，能力有待提升

监测体系方面，全国只有较少数省份开展了重点人群性病患病率和行为学监测、淋球菌耐药监测；全国现有的疫情监测点主要集中在城市地区，尚未覆盖到农村地区，监测点布局和数量都难以全面准确代表全国情况；病例报告中，仅梅毒和淋病两种法定报告传染病实现了全覆盖，其他3种监测性病的病例报告不全。

检测体系方面，实验室质量管理体系仍不健全，仅少数省份建立了完整的省—市—县三级质量管理体系；基层、民营或合资以及西部欠发达地区医疗机

构的性病检测能力严重不足。调查结果显示，全国105个性病监测点中，开展了淋球菌培养的医疗机构不足一半，只有约1/5的医疗机构开展了沙眼衣原体核酸检测。

临床诊疗方面，全国只有少数省份和地市建立了质控中心，临床诊疗质量管理不足和技术指导严重缺乏。

（四）联防联控机制尚未广泛建立

性病不仅危害人群身体健康，还影响人群优生优育，性病防治不仅是医疗卫生部门的问题，还需要与生殖健康、妇联、民政等部门积极合作，以应对性病对健康的危害和人口生育的影响。但受性病污名化等社会因素影响，性病防治工作相对局限在医疗卫生领域内开展。此外，性病的传播受人口流动、性行为模式等众多社会因素影响。在互联网交友的背景下，需要借助互联网平台、出入境管理机构等部门通力合作、信息共享，实现风险研判，但全国范围内，尚未建立上述机构的联防联控合作机制。

第二节　其他国家及地区性病防治体系

由于不同国家及地区的政治体制、医疗保健制度、社会经济发展水平及疾病谱等存在较大差异，各国性病防治体系也不尽相同，了解其他国家、地区的防治体系建设，学习先进经验和做法，将为未来我国推进性病防治工作提供有用的借鉴和参考。

组织架构上，国际上主要有自上而下的垂直型和横向合作的网络型两类防治体系。我国是典型的垂直型，从国家、省、市、县各级均有卫生健康行政部门、业务管理部门和业务实施部门，体系中的各机构根据国家统一要求提供防治服务。日本拥有类似垂直架构的性病防治体系，但日本的医疗卫生保健系统并未设置疾病预防控制中心（CDC）等专业性防机构，性病防治业务由其国内独立的保健系统承担，国家级机构为厚生劳动省之下的国立感染症研究所，都、道、府、县级机构为保健所，市町村级为基层的保健中心。该医疗卫生保健系统主要负责疾病预防、疫苗接种、健康教育、健康咨询等工作，并不直接提供诊疗服务。美国的性病防治体系也属于垂直型，但结构相对松散。美国联邦政府仅统一组织对梅毒、淋病、生殖道沙眼衣原体感染和软下疳进行实时监测，各州政府有更大的自主权。各州政府可根据各州实际需要确定监测病种和监测方案，各州地方卫生部门完成国家法定监测疾病和本州特定监测疾病数据的收集和报告。垂直型防治体系以病种管理为导向，体系内各级各类机构分工明确，在医疗体系不健全的情况下能够较快地保障性病的预防工作，但也面临各病种之间资源抢夺的问题。在资源有限的情况下，若政府对性病防治的重视度不如其他疾病，则会面临体系能力弱化的风险。

　　欧洲是典型的横向合作网络型架构。欧洲国家的性病防治业务管理机构是欧洲疾病预防控制中心，该中心是一个独立的欧盟部门，只有相对较少的核心工作人员，以及数百名外围联系的专家成员，包括各成员国的公共卫生研究所、科学院及整个欧洲范围内的有关专家。在中心的框架下，针对各种疾病建立专有的疾病和实验室合作网络。与性病防治相关的网络有欧洲性病监测合作网络和欧洲淋球菌耐药监测项目合作网络，前者负责对欧洲各成员国的生殖道沙眼衣原体感染、性病性淋巴肉芽肿、淋病、梅毒和胎传梅毒进行监测和实验室能力培训，后者负责淋球菌耐药监测及其体系建设。欧洲国家已将性病的筛查诊疗服务纳入国家基本公共卫生服务项目，为欧洲高危人群及时获得性病防治服务提供了保障，极大地促进了疾病的发现和诊疗。如：英国设立了专门的性健康门诊（sexual health clinics），包括计划生育门诊、泌尿科或性与生殖健康门诊，免费为居民提供性病检测和治疗服务，居民可以在任意地区的专门提供性健康服务的医疗机构获得匿名检测服务。除了性健康门诊外，居民还可以从自己的家庭医生、药店、青少年诊所获得检测服务，英国的互联网医疗平台还尝试为居民邮寄检测试剂，为居民提供更加方便和私密的检测。该种组织架构以防治问题为导向，可以充分调动网络内成员现有的卫生资源进行更有效的共享和合作，但由于不同成员所属机构不同，需要强大的决策机制和防治技术作为支撑，以确保防治工作的科学性。

（李畅畅　南方医科大学皮肤病医院）

第五章
性传播疾病防治策略与措施

第一节　性病流行环节及传播动力学

性病患者是性病的唯一传染源，性接触（包括异性或同性之间）和母婴传播是最主要的传播途径，所有人都是性病的易感人群，但性活跃人群、多性伴和具有其他不安全性行为人群是性病感染的高危人群或脆弱人群。性病从感染者传给易感者的传染性取决于病原体的传染力、感染后的病期和与感染者发生性接触的性伴人数，其在人群中传播的动力学可以用Anderson等提出的性病、艾滋病流行与传播相关因素的数学模式进行阐明，即：

$$R_0 = \beta \cdot c \cdot D$$

其中，R_0为二代传播率，代表从1例患者感染性病后通过传播而导致续发病例的平均数，如R_0大于1，则说明疾病不断扩散，发病率将增加；如R_0小于1，则说明疾病得到有效控制。β代表平均的传播效率，c代表性伴更换的频率，即在单位时间内的平均新性伴人数。D代表性病的传染期。根据性病的人群动力学，性病防治策略成败的关键在于影响性病发展的3个决定因素是否得到有效控制。降低性伴更换的频率c主要采用健康教育策略来实现，降低平均传播效率β主要通过综合干预策略来实现。降低性病的传染期D，主要通过扩大检测、规范诊断治疗与管理来实现。

第二节　防治策略与措施

性病防治需遵从传染病流行及传播动力学机制，有针对性地开展一级、二级、三级预防措施。

一级预防主要是针对病因预防，采取的措施有行为预防、生物预防和药物预防。行为预防是指通过减少不安全性行为，以降低被感染的可能。常用的措施有健康教育和促进安全套使用，其中健康教育通过学习了解疾病危害和防治知识提升干预对象的认知水平、健康意识，从而推进减少性伴人数、促进使用安全套等预防措施的实施。持续地正确使用安全套是预防包括艾滋病在内的性病最有效的方法之一。尽管非常有效，但安全套并不能预防引起外生殖器溃疡（如梅毒或生殖器疱疹）的性病，相关研究表明安全套的使用一直存在知行分离，"正确使用安全套"一直未得到很好地落实。常见的生物预防措施有接种疫苗。目前性病病原体仅HPV有成熟的疫苗，梅毒、淋病和沙眼衣原体感染的疫苗正在研发中，尚未投入市场应用。其他常见的生物医学干预措施还包括成年男性自愿接受包皮环切术，使用杀微生物剂，以及向性伴提供治疗等。药物预防包括暴露前预防和暴露后预防，最早成功应用于艾滋病预防。目前全球已在探索高危性行为后服用多西环素来预防梅毒和生殖道沙眼衣原体感染等细菌性性病的可行性，但预防效果仍在验证中。

二级预防聚焦在性病的早发现、早诊断、早治疗。由于安全套使用、伴侣忠诚以及提倡固定性伴等措施受到社会、文化、习俗、宗教和个人层面等诸多因素影响，因此，早发现、早诊断和早治疗是性病控制最切实有效的措施。扩大检测一直是梅毒、淋病、生殖道沙眼衣原体感染等性病防治的关键策略。如医疗机构主动建议性病就诊者、有高危性行为史或有可疑临床表现者进行检测；承担婚前、孕前检测服务的医疗机构为进行婚前医学检查的人群提供梅毒等性病咨询检测服务，促进患者早诊断和早治疗；社区药物维持治疗门诊和艾滋病免费咨询检测机构将梅毒免费咨询检测纳入日常服务内容中等。近年来，自我检测技术的应用和互联网医疗为检测服务提供了新路径。

三级预防的重点在于阻断感染对身体的远期损害及在人群中的传播，采用的措施主要包括提供规范化医疗服务，开展预防性服务，以及性伴干预等3个方面。规范化医疗服务是指通过合理使用药物，及时治愈疾病以缩短性伴传染期和减少远期健康损害，同时降低耐药性。预防性服务包括复查和随访，提供健康教育与咨询、安全套推广等，预防再次感染。性伴干预方面，提倡性伴同查同治，从而阻断病原体在性伴间的相互传播。

我国孕期女性的梅毒防控涵盖了一级、二级、三级预防，重点开展二级和三级预防，对所有产检女性开展艾滋病、梅毒、乙型病毒性肝炎筛查。对梅毒筛查呈阳性的母亲进行规范治疗服务和随访。对梅毒抗体阳性婴儿开展随访管理和规范治疗服务。

第三节　我国性病防治实践

新中国成立初期，我国性病流行猖獗。为守护人民健康，从1950年开始，我国实施了消除梅毒、淋病等性病的全国性运动。1954年，原卫生部在北京成立了中央皮肤性病研究所（中国疾病预防控制中心性病控制中心的前身），启动了我国性病防治专业机构的建设，之后各地先后成立了省、市、县级性病防治专业机构，全国形成了"垂直"的性病防治体系。在防治策略上，首先，消除性病的社会因素，包括关闭妓院、教育培训妓女劳动技能；其次，广泛开展社区宣传和健康教育、对重点人群（有感染风险人群）进行免费筛查和对感染者提供免费治疗等。此外，通过派遣专业医疗队伍的方式加强部分重点流行地区的性病防治。通过十多年的努力，我国于1964年在全国范围内实现基本消灭性病的目标。这不仅是我国取得的重要公共卫生成就，也是全球发展中国家消除性病的典范。

然而，随着20世纪70年代末的改革开放，性病在我国死灰复燃。为了应对性病的流行，我国采取了一系列策略和措施，包括制定了政策法规，颁布《性病防治管理办法》，将梅毒和淋病纳入乙类传染病进行管理；加强了疫情监测，启动了性病监测哨点和淋球菌耐药监测；开发了技术指南和标准，引入了WHO一系列技术方案；开展了人员培训，举办了一系列培训班和研讨会；实施了干预措施，特别是在常规医疗服务基础上开展了健康教育和以安全套推广为主的行为干预等。通过这些策略和措施的实施，性病防治取得了一些进展，但性病（特别是梅毒）疫情快速上升的势头并没有得到有效的控制。

为了有效遏制梅毒疫情快速上升的势头，原卫生部于2010年颁布了《中国预防与控制梅毒规划（2010—2020年）》（简称"梅控规划"），进一步加强了我国梅毒的预防和控制。2011年，原卫生部印发了《预防艾滋病、梅毒和乙肝母婴传播工作实施方案》并于2015年（原国家卫生和计划生育委员会组织）和2020年（国家卫生健康委员会组织）进行了更新，2022年，国家卫生健康委员会将"预防母婴传播"提升为"消除母婴传播"，并颁布了《消除艾滋病、梅毒和乙肝母婴传播行动计划（2022—2025年）》。消除先天性梅毒不仅是梅控规划中的重要策略和目标之一，同时也是消除艾滋病、梅毒和乙肝母婴传播行动计划的重要内容之一。我国梅控规划的实施为消除梅毒母婴传播行动计划的可持续发展提供了保障，同时也成为全国梅毒防治的示范之一。

淋病作为法定管理的传染病之一，在我国的报告发病率虽然明显低于梅毒的水平，但是淋球菌对抗生素耐药已经成为重要的公共卫生问题和临床治疗面临的挑战，许多既往治疗有效的药物（如环丙沙星、阿奇霉素）已经不能作为淋病治疗的推荐药物。为了及时掌握淋球菌抗生素耐药状况和趋势，我国于1987年启动了全国淋球菌耐药监测工作并建立了淋球菌耐药监测哨点，该项目于1992年加入WHO西太区淋球菌抗生素耐药监测网络，成为WHO淋球菌耐药监测规划的重要组成部分。为了加强淋球菌耐药监测及其应对策略的研究，我国于2019年提出了ROADMAP研究计划，涵盖了重点需要加强研究的7个方面，即R-耐药疫情监测，O-耐药导致的结局，A-抗菌药物管理与使用，D-耐药检测/诊断手段，M-耐药发生机制，A-抗菌药物有效性评估，P-人群药动/药代评估。在此基础上，我国加强了淋球菌感染与耐药领域的学术交流和国际合作，除了促进国内外科研合作外，自2017年起牵头举办了两年一届的"淋球菌感染与耐药国际论坛（IFGIR）"。

生殖道沙眼衣原体感染是最常见的重点性病之一，同时也是影响人群生殖健康的主要因素之一。为了加强对生殖道沙眼衣原体感染及其危害的防治，为性病多病共防提供实施经验，我国2018年在广东省深圳市启动了"生殖道衣原体感染综合防治"试点项目，并且提出生殖道沙眼衣原体感染综合防治的"3331"策略框架，涵盖3个结合（与生殖健康促进、妇幼健康保健和性病防治工作相结合，实现联防联控机制）、3个体系（加强监测、检测、诊疗服务体系建设，完善衣原体感染全周期管理）、3类人群（聚焦年轻女性、孕产妇和高危人群，重点在这些人群中开展防治）和1套综合防治措施（包括健康促进、筛查检测和病例管理方面的3×3措施）。通过"3331"策略框架中相关工作的推进，实现了有效预防和控制生殖道沙眼衣原体感染及其危害的目标。目前在广东、浙江、江苏和上海等地以试点方式实施，期望不断积累试点经验和探讨防治模式，以便在更多地区推广使用。

（李畅畅　南方医科大学皮肤病医院）

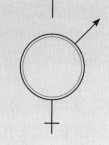

第三篇

性病综合监测

在全球性流感大流行和世界卫生组织组织修订的《国际卫生条例（2005）》实施的背景下，建立一个协调良好、功能齐全的疾病监测系统尤为重要。随着COVID-19疫情发生，多数据源综合监测的重要性已经成为全球共识。

性病监测提供的信息将有助于决策者分析和监控性病的流行状况，评估政策和规划的效果，优化公共卫生资源的配置，以及改善性病患者的临床诊治服务。目前，全球每日有超过一百万人感染性病，对性健康和生殖健康构成了重大威胁。因此，构建一个有效的性病综合监测网络是实现WHO在《艾滋病毒、病毒性肝炎和性传播感染2022—2030年全球卫生部门战略》中提出的"降低性病发病率、减少死亡、促进健康"的关键措施。

本篇旨在提供一个详尽的框架，阐述如何建立和维护一个有效的性病综合监测系统。通过对病例报告（被动监测）、患病率监测、抗生素耐药监测、专题调查、疫情估计与预测等内容的全面描述，以及我国性病综合监测体系建设情况的介绍和梳理，为从事性病监测的专业工作者提供理论指导，也为性病防控一线人员优化防控策略、更好地开展性病综合监测工作提供帮助。

第六章

性病综合监测概述

性病疫情监测直接影响防治政策的制定和资源配置。在资源有限的情况下，我国性病监测体系在最初建立的被动监测系统基础上，逐步融入了主动监测和二代行为学监测，构建了一个集合多种维度的综合监测系统，在性病防治工作中发挥了重要的作用。

第一节 性病综合监测的概念

WHO和联合国艾滋病规划署（UNAIDS）于2000年提出了艾滋病二代监测（second-generation surveillance）的概念，指出二代监测是在原来一代监测（first-generation surveillance）的病例报告和哨点患病率调查基础上的拓展，包括病例报告、哨点监测、行为学及生物行为学调查、高危人群规模估计和性病监测等5个领域，以适应国家应对艾滋病流行状况的需要。二代监测的重点是将战略信息资源聚焦在有助于减少疾病传播和提供患者服务的方面，将数据收集聚焦在暴露于艾滋病风险的关键人群，加强患病信息与影响疾病传播的行为学信息的比较，以及充分利用传染病监测和生殖健康调查等其他来源信息等。借鉴于艾滋病二代监测的理念，性病监测不仅成为艾滋病二代监测的组成部分，而且其监测内容也有所拓展，形成了性病的综合监测框架。WHO提出的性病综合监测的核心组成部分包括基于病征和病原学的病例报告、病征的病原学评估、抗生素耐药监测、患病率监测等，将行为学（危险性行为和求医行为）监测与患病率监测相结合。这些核心组成部分为大多数国家提供了一个性病监测的框架。然而，这些组成部分的实施将取决于这些国家或地区现有的监测基础设施，特别是实验室检测和临床服务的能力，以及整个传染病监测系统和卫生信息系统的构成等。

第二节　基本原则

根据性病综合监测的目的和核心内容，WHO提出了建立性病综合监测的5个基本原则。

（一）可行性原则

性病综合监测必须在实施上能够可行，在规模和内容上需要适应当地卫生系统的结构和能力。性病综合监测需要围绕监测的主要目的，建立相应的可以在当地普遍实施的综合监测系统，不能将常规的监测工作过于复杂化或侧重于流行病学研究的内容。性病病例报告是性病综合监测的基本内容之一，需在常规临床服务中进行信息收集。如果要求临床医生收集的信息过于复杂，既可能影响工作开展，也很难保证信息的完整性和质量。相反，如果报告内容和过程相对简单、易于理解和方便操作，只收集需要使用的相关信息，其可行性则明显提高。如确实需要收集更详细的信息，可以选择在部分哨点地区进行。

（二）连续性原则

开展性病综合监测需确保工作的连续性和持续性，从而达到长期连续收集、整理数据，分析疾病流行状况的目的。因此，在设计性病综合监测体系和布局监测工作时，需考虑相关服务体系、人力和财力资源等支撑条件是否匹配。因条件不足不能连续性获得监测数据，可能导致疫情解释的困难和疫情监测结果不能为决策和评估等提供依据。

（三）标准化原则

为了有效解释监测数据，以及对来源于不同时间和地点的监测数据进行比较，尽量使用标准化的方法和工具，以及统一的病例定义进行数据的收集，减少变化。如果因新技术和指南的应用导致疾病的诊断标准和资料收集方法发生改变，则需要针对该变化开展相应的系统优化和人员培训，同时对变化前后的数据进行仔细分析和解释，必要时可以选择部分地区，同时采用前后不同标准和方法收集资料进行比较，以便为数据的解释提供必要的信息。

（四）保密性原则

所有与性病综合监测相关的工作都应遵守保密的原则，防止未经授权泄露监测对象的个人信息，并确保监测对象的权益得到保护。应该针对监测工作的不同环节（数据收集、保存、分析等）制定相应的数据保密政策或规定，对相关人员开展有关保护个人隐私和确保数据保密的培训，在数据分析和上报过程中做好删除所有个人身份信息的匿名处理等。

（五）信息反馈原则

性病综合监测的结果应该及时向所有利益相关者（如决策者、疾病预防控制人员、临床医务人员和目标人群等）提供定期反馈，反馈方式（如工作报告、会议、简报和宣传折页）和核心内容可因人而异。

第三节　我国性病综合监测体系的建立

随着20世纪80年代初我国经济快速发展、人口大量流动和人们性观念发生改变等，性病在我国开始快速传播。开展性病的流行病学监测是积极应对性病重新流行的重要措施之一。1986年，原卫生部印发《性病监测工作试行方案》，首次在我国建立了多部门合作的性病报告制度，启动了我国性病监测工作。1991年，原卫生部出台《性病防治管理办法》，赋予了性病防治专业机构协助卫生行政部门开展性病监测的法定职责。随后，国家建立了由26个监测点组成的哨点监测系统。2003年，性病病例报告纳入全国传染病网络直报系统。2007年原卫生部为进一步加强性病监测工作，印发了《关于进一步加强性病监测工作的通知》；同年，中国疾病预防控制中心印发《全国性病监测方案（试行）》，将性病综合监测的内容纳入其中，并在全国范围内开展的梅毒和淋病的病例报告的基础上，依托覆盖全国所有的省（区、市）的105个国家级性病监测点和各省（区、市）建立的监测点开展性病的综合监测。

我国性病综合监测实施的指导原则包括：（1）政府领导，多部门协作，卫生健康行政部门负责实施；（2）根据不同地区、不同病种的流行状况和资源条件，因地制宜地分类指导；（3）加强监测的多病整合，特别是与艾滋病等传染病结合，共享资源和信息；（4）监测结果为指导性病防治实践和评估防治效果服务；（5）尊重伦理道德，做到知情同意，保护个人隐私，防止发生社会歧视。

性病综合监测体系建设的要求：（1）适合于性病的流行现状；（2）监测疫情的动态；（3）利用获取监测信息的各种资源；（4）借助生物学和行为学比较来支撑疫情的解释；（5）有效整合其他来源的各类信息；（6）利用监测数据指导科学应对性病。

我国性病综合监测的内容包括：（1）重点性病的病例报告；（2）重点人群的患病率监测（包括行为学与分子流行病学监测）；（3）重点病原体的抗生素耐药监测；（4）特殊需求的专题流行病学调查；（5）相关信息收集；（6）人群规模及疫情估计和预测。其中，重点性病的病例报告、重点人群的患病率监测和重点病原体的抗生素耐药监测等是性病综合监测的核心部分，见图6-1。

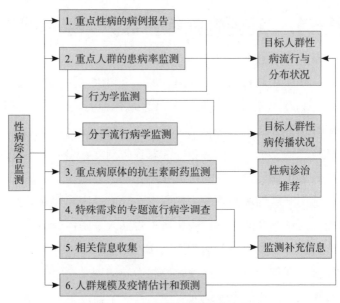

图6-1　我国性病综合监测内容

（李侠　南方医科大学皮肤病医院）

第七章

病例报告

病例报告是最常见的性病监测方式，是指医疗机构等单位在常规医疗服务中向主导机构提交临床诊断病例的相关信息，是一种被动监测。性病的病例报告是通过传染病报告信息管理系统实施的法定报告，通过性病和重点性病新发病例的信息收集和上报，可了解性病的发病状况，以及人群、地区和时间分布，为性病防治策略的制订和防治效果的评估提供依据。

第一节　病例报告体系建设

我国性病病例报告是建立在现有医疗服务体系、法定报告传染病信息管理体系和性病防治业务管理体系基础上，由卫生健康行政部门统一协调和管理的覆盖全国的监测体系。为了加强性病病例报告的质量和扩大报告病种（增加生殖道沙眼衣原体感染、尖锐湿疣和生殖器疱疹），中国疾病预防控制中心性病控制中心在全国范围内设立105个县（区）作为性病哨点监测地区，成为我国性病病例报告体系的重要组成部分。在性病病例报告体系中各相关部门和机构承担着不同的职责，发挥着不同的功能。

国家疾病预防控制局是管理和协调全国性病监测工作的国家级卫生健康行政部门，负责制定国家性病监测政策和全国性病监测规划。中国疾病预防控制中心性病控制中心是国家级性病监测工作的业务管理机构，负责制订并下发全国性病监测方案、实施方案、相关技术规范和指南；同时负责全国性病监测工作的组织实施，开展人员培训、技术指导和督导、质量控制，以及监测资料的收集和分析等。

省、市、县（区）级卫生健康行政部门负责本辖区的性病监测工作，组织对各类医疗机构、性病防治机构的疫情报告及管理等工作的监督检查，按要求向上级卫生健康行政部门报告性病监测情况，并指定辖区内的性病监测业务管理机构（疾病预防控制中心或性病防治专业机构）；省、市、县（区）级性病监测业务管理机构负责本辖区内性病监测工作的组织实施，开展人员培训、技术指导和督导、质量控制，以及监测资料的汇总和分析，并向同级卫生健康行政部门报告；县（区）级性病监测业务管理机构负责本辖区内各级各类医疗机构性病疫情报告的核实和订正、性病病例报告的漏报和重报调查及其他专题调查等。

所有提供性病诊疗服务的机构都是性病疫情的责任报告单位，性病病例报告实行属地化管理，实行首诊（首诊医生或其他执行职务的人员）负责制。医务人员在开展性病诊疗服务中有责任依据《中华人民共和国传染病防治法》进行法定报告性病（梅毒和淋病）的病例报告，依据《性病防治管理办法》进行重点性病（生殖道沙眼衣原体感染、尖锐湿疣、生殖器疱疹）的病例报告，医疗机构的相关部门（如公共卫生科、信息科）需要对本机构的病例报告开展质量控制，并配合性病监测业务管理机构开展漏报和重报调查以及其他专题调查等。经过若干年的探索与实践，我国性病病例报告发展出三种不同的模式：一是全国范围内统一实施的法定传染病报告模式，对梅毒和淋病两种法定管理的性病进行病例报告；二是为了提升病例报告准确性和扩大监测病种，在全国105个性病监测点地区增加实施的加强病例报告模式，在报告梅毒、淋病的基础上增加了生殖道沙眼衣原体感染、尖锐湿疣和生殖器疱疹等3种重点性病的病例报告；三是部分省（如广东省、浙江省）根据自身实际需要开展的加强病例报告全覆盖模式，在全省范围内普遍报告上述5种重点性病。

全国传染病与突发公共卫生事件监测信息报告系统于2004年正式上线运行，实现了法定报告传染病和其他重点传染病个案信息的网络直报，极大地提高了我国传染病报告的及时性、完整性和监测的敏感性。2015年10月原国家卫生计生委印发的《传染病信息报告管理规范（2015年版）》进一步明确了机构职责、传染病信息报告、报告数据管理、传染病疫情分析与利用、资料保存、信息系统安全管理、考核与评估等。性病作为乙类传染病，其病例报告纳入到该信息报告系统统一管理，各级性病监测业务管理机构可充分利用该系统中本辖区内的数据开展疫情分析等工作。

第二节　病例报告内容和方法

一、报告病种和定义

（一）病例报告病种

我国性病病例报告病种为梅毒、淋病、生殖道沙眼衣原体感染、尖锐湿疣和生殖器疱疹，其中梅毒、淋病作为《中华人民共和国传染病防治法》法定管理的传染性疾病，在全国范围内进行报告；生殖道沙眼衣原体感染、尖锐湿疣、生殖器疱疹等性病作为《性病防治管理办法》重点监测的性病进行管理，在部分省（市、区）进行报告。

（二）性病病例定义

5种性病的病例定义按照中华人民共和国卫生行业标准执行，分别为：《梅毒诊断（WS 273—2018）》《淋病诊断（WS 268—2019）》《生殖道沙眼衣原体感染诊断（WS/T 513—2016）》《尖锐湿疣诊断（WS/T 235—2016）》和《生殖器疱疹诊断（WS/T 236—2017）》。若诊断标准修订，则按最新的诊断标准执行。

二、报告内容

病例报告内容通过《中华人民共和国传染病报告卡》（简称《传染病报告卡》）及《传染病报告卡艾滋病性病附卡》收集，主要包括：患者基本信息（姓名、性别、身份证号、出生日期、工作单位、职业、住址等），病例信息（病种、病例分类、发病日期、诊断日期、死亡日期等），性病行为危险因素（高危性行为接触史、性病史、最可能感染途径、检测样本来源、实验室检测结论），监测机构信息（单位、医生、联系电话）等，见图7-1、图7-2。

中华人民共和国传染病报告卡（修订后）

卡片编号：　　　　　　　　　　报卡类别：　1.初次报告　　2.订正报告

姓名*：　　　　　　（患儿家长姓名：　　　　　　）

有效证件号*：□□□□□□□□□□□□□□□□□□□□□□　性别*：□男　□女

出生日期*：　　年　月　　日（如出生日期不详，实足年龄：　　）　年龄单位：□岁□月□天

工作单位（学校）：　　　　　　　　　　　　　　联系电话：

病人属于*：□本县区　□本市其他县区　□本省其他地市　□外省　□港澳台　□外籍

现住址（详填）*：　　省　　市　　县（区）　　乡（镇、街道）　　村　　（门牌号）

人群分类*：

□幼托儿童、□散居儿童、□学生（大中小学）、□教师、□保育员及保姆、□餐饮食品业、□商业服务、□医务人员、□工人、□民工、□农民、□牧民、□渔（船）民、□干部职员、□离退人员、□家务及待业、□其他（　）、□不详

病例分类*：(1)□疑似病例、□临床诊断病例、□确诊病例、□病原携带者

　　　　　　(2)□急性、□慢性（乙型肝炎*、血吸虫病*、丙肝）

发病日期*：　　年　　月　　日

诊断日期*：　　年　　月　　日　　时

死亡日期：　　年　　月　　日

甲类传染病*：

□鼠疫、□霍乱

乙类传染病*：

□传染性非典型肺炎、艾滋病（□艾滋病病人□HIV）、病毒性肝炎（□甲型□乙型□丙型□丁肝□戊型□未分型）、□脊髓灰质炎、□人感染高致病性禽流感、□麻疹、□流行性出血热、□狂犬病、□流行性乙型脑炎、□登革热、炭疽（□肺炭疽□皮肤炭疽□未分型）、痢疾（□细菌性□阿米巴性）、肺结核（□利福平耐药□病原学阳性□病原学阴性□无病原学结果）、伤寒（□伤寒□副伤寒）、□流行性脑脊髓膜炎、□百日咳、□白喉、□新生儿破伤风、□猩红热、□布鲁氏菌病、□淋病、梅毒（□Ⅰ期□Ⅱ期□Ⅲ期□胎传□隐性）、□钩端螺旋体病、□血吸虫病、疟疾（□间日疟□恶性疟□未分型）□人感染H7N9禽流感

丙类传染病*：

□流行性感冒、□流行性腮腺炎、□风疹、□急性出血性结膜炎、□麻风病、□流行性和地方性斑疹伤寒、□黑热病、□包虫病、□丝虫病、□除霍乱、细菌性和阿米巴性痢疾、伤寒和副伤寒以外的感染性腹泻病、□手足口病

其他法定管理以及重点监测传染病：

订正病名：　　　　　　　　　　　　　退卡原因：

报告单位：　　　　　　　　　　　　　联系电话：

填卡医生*：　　　　　　　　　　　　填卡日期*：　　　年　　月　　日

备注：

图7-1　中华人民共和国传染病报告卡

传染病报告卡艾滋病性病附卡

注意保密

卡片编号：_____

患者姓名：_____（患儿家长姓名：_____）　民族：_____族

婚姻状况：☐未婚　　☐已婚有配偶　☐离异或丧偶　☐不详

文化程度：☐文盲　　☐小学　　　☐初中　　　☐高中或中专　　☐大专及以上

户籍地址：_____省_____市_____县_____乡(镇、街道)_____村____(门牌号)

疾病名称：

☐艾滋病病毒感染　　　　　　　　　　　　　☐艾滋病

梅毒（☐Ⅰ期 ☐Ⅱ期 ☐Ⅲ期 ☐胎传 ☐隐性）　☐淋病

生殖道沙眼衣原体感染（☐确诊病例 ☐无症状感染）　☐尖锐湿疣　　　☐生殖器疱疹

接触史：(可多选)

☐注射毒品史（在您记忆中有_____人与您共用过注射器？）

☐非婚异性性接触史（☐非商业 ☐商业）（在您记忆中有_____人与您有过非婚性行为？）

☐配偶/固定性伴阳性

☐男男性行为史（在您记忆中有_____人与您有过同性性行为？）

☐献血（浆）史　　　☐输血/血制品史　　☐母亲阳性　　　☐职业暴露史

☐手术史　　　　　　☐其他_____(请注明)　☐不详

性病史：　　☐有　　　☐无　　　☐不详

最可能的感染途径(单选)：

☐注射毒品　　　☐异性传播　　　☐同性传播　　　☐性接触＋注射毒品

☐采血(浆)　　　☐输血/血制品　　☐母婴传播　　　☐职业暴露

☐其他_____(请注明)　☐不详

检测样本来源(单选)：

☐术前检测　　　　　　☐受血(制品)前检测　☐性病门诊　　　☐其他就诊者检测

☐婚前检查(含涉外婚姻)　☐孕产期检查　　　☐检测咨询　　　☐阳性者配偶或性伴检测

☐女性阳性者子女检测　☐职业暴露检测　　　☐娱乐场所人员体检　☐有偿供血(浆)人员检测

☐无偿献血人员检测　　☐出入境人员体检　　☐新兵体检　　　☐强制/劳教戒毒人员检测

☐妇教所/女劳收教人员检测　☐其他羁押人员体检　☐专题调查　　☐其他_____(请注明)

实验室检测结论：　　☐确认检测阳性　　☐替代策略检测阳性

确认（替代策略）检测阳性日期：_____年____月____日

确认（替代策略）检测单位：_____

艾滋病确诊日期*：_____年____月____日

报告单位：_____　　联系电话：_____

报告医生：_____　　填卡日期：_____年____月____日

备注：

* 只有确诊为艾滋病病人时填写此项。

图7-2　传染病报告卡艾滋病性病附卡

三、报告方法

性病监测点内提供性病诊疗服务的各级各类医疗机构（以下称"性病诊疗机构"）对首次诊断的淋病、梅毒、生殖道沙眼衣原体感染、尖锐湿疣和生殖器疱疹，由首诊医生或其他执行职务的人员及时填写《传染病报告卡》，同时登记在传染病疫情登记簿上。对于生殖道沙眼衣原体感染、尖锐湿疣和生殖器疱疹病例，填写《传染病报告卡》时，应在"其他法定管理以及重点监测传染病"栏目中填写病种。

对于经实验室确诊的梅毒和淋病病例，无论有无症状，在填写《传染病报告卡》时，均填写"实验室确诊病例"。对于经实验室确诊的有症状的生殖道沙眼衣原体感染病例，在填写《传染病报告卡》时按"实验室确诊病例"填报；对于无症状病例，在填报时选择"病原携带者"。梅毒、淋病和生殖道沙眼衣原体感染无临床诊断病例。尖锐湿疣、生殖器疱疹按"临床诊断病例"填报。尖锐湿疣、生殖器疱疹仅报告初发病例，不报告复发病例。当一个患者同时患有多种性病时，每一种性病需填写一张报告卡。

使用钢笔或签字笔填写报告卡，有选项时在相应选项前的"□"中打"√"。各栏目应填写完整、准确，无缺项、无逻辑矛盾，应有首诊医生签名。对于纸质报告卡，要求使用钢笔或签字笔填写，字迹清楚。

监测点内实行网络直报的性病诊疗机构，在诊断淋病、梅毒、生殖道沙眼衣原体感染、尖锐湿疣和生殖器疱疹病例后，按《传染病信息报告管理规范（2015年版）》《国卫办疾控发〔2015〕53号）的要求，应当于24 h内进行网络直报。监测点性病监测业务管理机构收到无网络直报条件的性病诊疗机构寄送的《传染病报告卡》后，应于2 h内进行网络直报。

第三节　质量控制

根据《性病防治管理办法》《传染病信息报告管理规范（2015年版）》《全国性病病例报告质量管理方案（2021年版）》的要求，为了确保性病病例报告质量，应从系统填报前后两个环节开展质量控制和管理。

一、系统填报前的质量控制

（一）加强制度建设，优化监测管理

医疗机构应建立健全性病疫情报告和登记制度，制订诊断报告流程，设立专（兼）职人员负责性病疫情报告管理工作，对医务人员开展性病疫情报告相关知识的培训。将性病疫情报告纳入本单位传染病疫情报告管理之中，明确疫情管理人员的职责和权限。各级性病防治机构在卫生健康行政部门（或疾病预防控制中心）的组织下，负责对辖区内报告性病病例相关人员开展培训，应每年举办一次。良好的性病实验室检测质量是确保性病疫情报告质量的基础，在实验室质量管理方面，省级性病中心实验室每年组织本省范围内国家哨点参加国家级性病实验室质量控制和能力验证，开展本省医疗机构性病实验室常见性病检测的质量控制、能力验证与管理。地市级性病中心实验室负责辖区内性病实验室市级质量控制、能力验证与管理，并督促辖区内医疗机构参加国家级或省级性病实验室质量控制与能力验证等。

（二）加强传染病报告卡的质控管理

传染病报告卡系统填报前的质量控制包括报告卡的审核、订正与补报，《传染病报告卡》的录入人员对收到的报告卡须进行错项、漏项、逻辑错误等检查，对有疑问的报告卡必须及时向填卡人核实。监测点县（区）级性病防治机构负责对网络直报的性病病例进行审核，审核无误后，于24 h内通过网络对报告信息进行确认。对有疑问的网络报告信息，性病防治机构一经发现应及时向报告单位或报告人核实，并做好记录。性病诊疗机构发生诊断变更，或发现填卡错误，或收到性病防治机构有关报卡错误的反馈信息时，应及时进行订正，在报告卡"订正"选项前的"□"中打"√"，并做订正病例报告。性病诊疗机构发现漏报的性病病例时，应及时补报。

二、系统填报后的质量控制

（一）医疗机构开展的质量控制

1. 性病病例报告质量自查

医疗机构性病疫情管理部门定期组织对各科室的性病病例报告质量进行自查，对存在的问题及时反馈更正，对问题严重且拒不整改者进行约谈或通报。

2. 利用医院信息系统提升病例报告质量

医疗机构设计或升级医院信息系统时应将《传染病报告卡》嵌入其中，利用电子化手段规范实验室检测、报告，以及性病诊断和梅毒诊断分期。分配信息系统相关查看权限，便于更好地开展质量审核。

（二）性病防治机构组织开展的质量控制

开展性病病例报告网络审核和质量核查。县（区）级性病防治机构定期对辖区内报告的性病病例质量进行网络审核和查重，每年至少开展一次性病病例报告准确性、重报和漏报的全面核查，地市级、省级每年至少组织一次抽查。县（区）级、地市级、省级每年至少开展一次辖区范围内梅毒报告病例个案数据库查重。对发现的问题及时反馈医疗机构进行更正或纠错，对重报病例进行删除。

开展性病病例报告信息年终核查。根据中国疾病预防控制中心关于传染病疫情监测年度数据审核与统计反馈文件要求，为确保性病年报数据的准确性，各省每年组织各级疾控中心在下一年的第一个月底前，完成对"传染病报告信息管理系统"中医疗机构报告的淋病、梅毒个案信息的审核、订正和查重工作。

开展性病疫情报告工作督导。性病防治机构在当地卫生健康行政部门（或疾病预防控制中心）的组织下，召集有关专业人员组成督导组开展督导检查，对发现的问题进行及时反馈，提出改进建议。县（市、区）级至少每半年开展一次，地市级、省级根据需要每年组织一次。

（李侠　南方医科大学皮肤病医院）

第八章

患病率与行为学监测

患病率与行为学监测是性病常规主动监测的主要内容之一，是通过对重点人群开展持续的患病率调查而进行的监测活动。除患病率调查外，行为学调查和分子流行病学调查也可为解释疫情数据、分析疾病传播风险和评估干预策略效果提供重要信息，是患病率监测的重要组成部分。此外，性病分子流行病学监测往往作为患病率与行为学监测的拓展内容，成为主动监测的重要内容。

第一节　监测体系建设

患病率监测（包括患病率调查、行为学调查和分子流行病学调查）是建立在哨点监测（sentinel surveillance）基础上开展的监测活动。在无法开展全面监测的情况下，哨点监测可以在掌握性病流行病学状况和评估防治效果等方面发挥重要作用。

一、监测体系

哨点监测体系是在卫生健康行政部门领导下，以监测哨点为基础，由性病防治机构组织实施、相关机构或组织配合参与的监测体系。监测哨点是哨点监测体系的主体，可以基于社区、医院和实验室等进行设立，从而形成社区哨点监测（community-based sentinel surveillance）、医院哨点监测（hospital-based sentinel surveillance）和实验室哨点监测（laboratory-based sentinel surveillance）体系。

二、哨点选择

开展哨点监测需要根据监测的目的、内容和目标人群等选择合适的哨点类型。比如在青少年学生中开展患病率调查可以选择社区（如学校）为哨点，在性病就诊者中开展患病率调查和行为学调查可以选择医院为哨点，在淋病感染者中开展分子流行病学调查可以选择实验室为哨点。监测哨点的选择应遵循以下原则。

1. 可持续性原则

选择的哨点应具备开展连续监测工作的条件和能力，能够保证监测工作的持续顺利进行，从而确保监测结果的连续性和可比性。

2. 代表性原则

选择的哨点应在一定范围（如全国或全省）内具有代表性，从而确保监测的结果可以反映一定范围内的性病流行病学状况和特点。为了保证哨点监测工作的可持续性，可能需要选择工作条件和能力较强地区的哨点；为了保证哨点监测结果的代表性，可能需要选择条件和能力不同的地区的哨点，其中条件和能力较弱的地区可能会面临可持续性的问题。因此，在监测哨点的选择上需要对可持续性和代表性加以权衡。

3. 科学性原则

哨点的选择应围绕监测目标和监测内容加以考虑，确保通过哨点监测工作能够获得科学的监测数据，客观地反映性病的流行状况和趋势，以及影响性病传播和流行的因素等。

以上3个原则是设立监测哨点的基本要求。随着监测目的的调整、监测内容的变化和监测技术的提高，可能需要对哨点的设立进行必要的优化，以实现监测目的，并提高工作效率。

第二节　患病率监测内容和方法

一、监测内容

（一）监测病种

开展性病患病率监测的病种应是对当地公共卫生影响较大的性病病种。根据2007年原卫生部下发的《关于进一步加强性病监测工作的通知》文件，我国主要监测的性病病种为梅毒、淋病、生殖道沙眼衣原体感染、尖锐湿疣和生殖器疱疹，艾滋病单独列出进行监测。根据实际工作需求，我国性病患病率监测主要针对梅毒、淋病、生殖道沙眼衣原体感染3种可治愈性病开展。目前，梅毒、淋病和生殖道沙眼衣原体感染的最新诊断标准为国家卫生健康行政部门分别于2018年发布的《梅毒诊断（WS 273—2018）》，2019年发布的《淋病诊断（WS 268—2019）》，以及2016年发布的《生殖道沙眼衣原体感染诊断（WS/T 513—2016）》。

（二）信息收集及生物学检测内容

开展性病患病率监测需要对监测对象个人信息和生物学样本进行收集。信息收集一般包括四部分内容。①基本人口学信息：年龄、性别、婚姻、户籍、民族、文化程度、居住地点、职业等。②性病艾滋病防治信息：艾滋病防治知识知晓情况、梅毒及其他性病防治知识知晓情况等。③行为学信息：近期与同性/异性发生性行为情况、安全套使用情况、商业性行为情况、药物滥用情况等。④卫生服务利用信息：接受性病艾滋病健康教育、检测、诊疗和行为干预相关服务情况。

不同监测人群的信息收集内容需根据调查对象人群特征有所区别。如男男性行为人群应对调查对象同性性行为情况及期间的安全套使用情况进行详细调查；对女性性工作者的调查则应对调查对象与嫖客性行为状况及期间安全套使用情况、意外怀孕情况和通过社交软件找嫖客的方式等信息进行调查。

对监测对象需采取生物学样本进行性病实验室检测，包括采集血液样本进行梅毒检测；采尿液、宫颈拭子、阴道拭子等开展淋球菌、沙眼衣原体检测。还可根据人群行为特点加采其他样本开展相应病原体检测，如对MSM人群加采肛门拭子和咽拭子样本进行淋球菌、沙眼衣原体检测等。

二、监测方法

（一）监测对象及招募方法

性病患病率监测对象主要是性病高危人群和重点人群，主要包括以下人群。①男男性行为人群：指男性与男性之间发生性行为的人群。其性取向可能是同性恋、双性恋或异性恋，可通过滚雪球抽样、活动场所招募和网络招募等方式获得。②女性性工作者：指通过性服务或性交易换取金钱、财物或其他利益的女性。对该人群的监测可在社区内发生高危行为的场所进行，或在暗娼羁押、监管场所内进行，针对不同类别的女性性工作者分别采用分层按比例抽样方法或方便抽样方法。③性病门诊就诊者：指主动前来性病门诊或相关门诊就诊的人群，无论其是否被诊断患有性病，均应纳入监测对象，但不包括生殖医学咨询者、在皮肤性病科就诊的皮肤病患者以及因参加各类防治项目而被召集的人群（如自愿咨询检测者、参加性伴治疗等项目）。④吸毒人群：指口服、吸入和注射海洛因、可卡因、鸦片、大麻、吗啡、冰毒、氯胺酮（俗称"K粉"）、摇头丸、麻古等毒品的人群。可在社区内采用滚雪球等方法招募监测对象，也可对监测期内新进入监管场所的所有吸毒者进行监测。⑤嫖客：指与女性性工作者发生过商业性行为的男性，可在社区内暗娼进行性交易的场所或者自愿咨询检测门诊、羁押场所招募监测对象。⑥孕产妇人群：指为准备分娩进行孕产期保健的孕妇，不包括到妇女保健机构进行计划生育手术的人员。在监测期内，对首次来监测哨点建卡或进行围产期保健的孕妇进行监测；对已在别处建卡，首次来监测哨点进行围产期保健的孕妇也应进行相应监测。⑦婚前体检人群：指为准备结婚进行体检的人员。在监测期内，对来监测哨点进行婚前体检人员进行监测。⑧青年学生人群：在监测哨点所在地区选择大学、中等职业专科学校注册的在读学生，采用分阶段整群抽样方法进行青年学生的监测。每次监测时的抽样框架应固定，抽样分为抽取学校、抽取班级、抽取学生样本等3个步骤。

（二）信息收集方法

主要通过问卷调查收集监测对象信息。问卷调查一般采取面对面调查方式，为保护调查对象隐私及提高调查对象依从性，应设置一个相对安静、舒适和隐私的调查环境。设置在医疗机构的监测点可将调查点设置在独立诊室或调查医生所在诊室；外展场所的调查点在开展调查时应具备符合条件的独立房间。在问卷调查开始前，调查员应向调查对象进行自我介绍，并介绍此次调查目的、调查内容、可能占用的时长等信息，增加调查对象对调查的认可度，提升调查对象的调查参与率。进行调查时，可采用调查员口述并记录，调查对象回答的方式；亦可采取调查对象自填，调查员在旁协助的形式。近年来，网络问卷调查平台（如问卷星、金数据等）的应用对于控制问卷逻辑、减少信息缺失和异常值等有辅助作用，有条件的地区可选用。

三、监测时间和样本量

患病率监测可根据疾病流行状况和监测目的定期开展。在性病高流行地区，针对性病感染率较高的人群（如男男性行为者、女性性工作者），可选择较短的监测周期。为保证监测结果的可比性，不同监测周期内的监测时间应相对固定。监测样本量的设定应考虑三方面因素：一是监测区域内性病流行水平，医疗机构实验室检测方法的灵敏度和特异度等；二是调查对象来源和招募难度；三是监测点工作人员和经费配置情况。

四、样本采集和实验室检测

采集监测对象的血液、尿液、肛门拭子和咽拭子开展相应性病实验室检测。生物学样本采集、运输、储存与检测方法应符合《病原微生物实验室生物安全管理条例》《全国梅毒监测技术规范》等文件要求。

（一）血样采集

用静脉采血方法采集监测对象静脉血，用于开展梅毒等血清学检测。静脉采血应由专业医疗人员进行，并严格遵守无菌操作规范和患者安全准则。

（二）尿样采集

采集监测对象尿液样本开展淋球菌、沙眼衣原体等病原体检测。监测对象要求尿样采集前2 h内不要小便，在24 h内没有进行阴道/尿道用药。收集前段尿液10～15 mL至尿液收集杯，随后用吸管分装足量尿液样本至保存管中。在采用尿液样本进行淋球菌、沙眼衣原体核酸检测时，需要选择适合使用尿液标本的检测试剂盒，以确保检测的质量。

（三）阴道拭子标本采集

采集监测对象阴道拭子样本开展淋球菌、沙眼衣原体等病原体检测。采样前24～48 h禁止阴道上药、内阴冲洗、性生活、做妇科检查及使用润滑剂。使用采样无菌拭子从女性阴道内1/3侧壁黏膜处旋转并停留20 s获取分泌物，以保证样本量充足。将采集样本之后的拭子去除尾部后浸入采样管的保存液中并拧紧盖子，防止溢洒。

（四）宫颈拭子标本采集

采集监测对象宫颈拭子样本开展淋球菌、沙眼衣原体等病原体检测。采样前48 h内，监测对象应避免阴道冲洗、阴道内使用药物，以及性生活。使用窥阴器打开阴道，暴露宫颈，将宫颈口过多的分泌物擦去。将一次性采样拭子伸入宫颈口处，顺时针旋转3～5圈后抽出，并立即放入装有保存液的采样管中，去除尾部后浸入采样管的保存液中并拧紧盖子，防止溢洒。

（五）肛门拭子标本采集

对肛门部位有感染风险的监测对象，应收集肛门拭子用于淋病、沙眼衣原体等病原体检测。进行肛门拭子采集时，监测对象应清洁肛周皮肤，采取膝胸卧位或侧卧位，用湿润的无菌棉签伸入肛门2～3 cm，并进行旋转采集局部黏液，随后将采集后的棉签放入有缓冲液的试管中密封。

（六）咽拭子标本采集

对口咽部位有性病感染风险的监测对象，应收集咽拭子用于淋球菌和沙眼衣原体等病原体检测。使用压舌板让监测对象暴露咽部，用棉签轻柔、快速地擦拭两侧的咽腭弓、悬雍垂和咽部，采集完成后，将拭子插回采样装置中或适宜的转运装置中，确保密封完好。

所有样本采集完毕后必须立即转移到专用保存管内，置于2～8℃环境冷藏保存，冰护条件（泡沫盒+冰袋）下进行运输，并于指定时间内运送至检测机构进行检测。

患病率监测中常用的梅毒实验室检测方法为梅毒血清学试验，该试验包括：（1）非螺旋体血清学试验，如快速血浆反应素环状卡片试验（RPR）、甲苯胺红不加热血清试验（TRUST）；（2）梅毒螺旋体血清学试验，如梅毒螺旋体颗粒凝集试验（TPPA）、酶联免疫吸附实验（ELISA）。这两类血清学试验阳性判断为梅毒感染（或血清学感染）并计算梅毒感染率（患病率），也可以根据非螺旋体血清学试验的滴度确定高滴度梅毒血清感染率（患病率）。淋球菌和沙眼衣原体推荐采用核酸检测方法，核酸检测阳性判断为感染，用于计算感染率（患病率）。

表8-1　重点性病患病率监测检测样本及方法

序号	病种	检测样本	推荐检测方法
1	梅毒	血液	血清学试验
2	淋病	尿液、阴道拭子、宫颈拭子、肛门拭子、咽拭子	核酸检测法*
3	沙眼衣原体感染	尿液、阴道拭子、宫颈拭子、肛门拭子、咽拭子	核酸检测法*

注：*根据检测试剂盒要求选择适合的检测样本。

五、质量控制

质量控制应贯穿在患病率监测的整个过程中，包括调查方案制订、人员招募、样本采集和检测、数据录入和处理等环节。监测工作质量不仅影响监测结果的准确性和可靠性，甚至决定了监测结果是否可用。为了提高患病率监测的质量，需要在严格执行实施方案的基础上，加强工作人员的培训、现场督导及工作考核等。

（一）制订调查方案及实施手册

组织机构应根据监测目的、监测方法和监测资源情况制订监测方案，确定监测目标、监测点设置、标准化监测流程和落实政策、经费保障等内容。在最终方案确定前，应开展充分的专家讨论和现场调研，确保监测工作的科学性和可行性。

（二）项目培训

在监测工作开始前，需对相关人员进行培训，以确保各监测点在监测工作中做到同质化、标准化，提升工作质量。如监测点较多，可采取逐级培训的方式。培训内容以监测实施方案为主，主要包括监测对象纳入/排除标准、样本量要求、数据上报时限，调查过程中的注意事项（如沟通方式、调查对象隐私保护）等。

（三）督导与考核

各级性病防治机构应在当地卫生健康行政部门的支持下，对辖区内监测工作开展情况进行定期的督导与考核。检查监测点工作是否按照方案标准流程执行，以确保监测工作质量达到项目工作要求；对监测点工作目标是否达到方案要求进行考核，确保监测效果能够达到预期设计要求；使用标准样品对样本检测点实验室检测结果进行质量控制，或抽取阴性样本进行复查，验证检测结果的准确性和可靠性。

第三节　行为学监测

性病行为学监测往往需要与患病率监测进行有效的整合。性病行为学监测通过连续收集和分析与性病相关的行为数据，以了解人群中的性病行为危险因素（如安全套使用、性伴侣数量）和性病求医行为（如主动寻求检测）的监测活动。然而，针对特殊的需求可以开展单独的行为学调查，后者往往归属于专题调查。性病行为学监测的主要目的：①了解目标人群中影响性病传播、流行的性行为特征及其变化趋势；②了解目标人群中寻求性病医疗服务的行为及其影响因素；③评价性病行为干预措施实施的效果；④提供性病流行风险预测和早期预警的信息。

一、监测内容

性病行为学监测的内容主要包括以下三个方面。

1. 性行为特征

监测对象性相关的行为表现和特点，包括个体的性取向、性行为习惯、性伴侣数量和关系、性行为和情感联系、性行为频率、无保护性行为情况等。

2. 求医行为特征

个体在面对健康问题或疾病时，所采取的寻求医疗帮助的行为方式和特点，包括个体既往就医原因、就医频率、就医方式、就医依从性等。

3. 性健康知识和认知行为

个体在性行为方面所具备的知识、技能和态度等。主要包括个体对性病症状、传播途径、预防措施等方面知识的了解程度，以及对性病预防的态度和行为习惯。

二、监测方法

行为学监测往往是与患病率监测结合开展，因此在监测对象、招募方法等方面与患病率监测一致。

行为学监测主要通过问卷调查、定性访谈、观察法等方式进行，通过收集性相关行为的信息，反映监测对象的性行为模式，从而预测和评估性病的传播风险。问卷调查可收集目标人群性相关行为信息进行定量分析。定性访谈可用于收集细节信息，了解和分析目标人群行为特征的原因和动机。观察法不需要通过其他中间环节，能够获取最直接的第一手资料，对于理解行为的形成、发展和变化具有重要意义。

近年来，大数据分析、手机应用等也应用到性病行为学监测中，如开展网络匿名互动、网络平台数据分析、仪器监测等，有助于更加全面、便捷地收集和分析行为学数据。

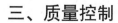

三、质量控制

由于行为学监测的内容往往涉及个人隐私和敏感信息，调查对象可能会不愿意提供相关信息或提供虚假信息，影响调查数据的真实性。为了提高行为学监测的质量，除了将行为学监测与患病率监测的质量控制有机结合外，还需要对信息收集方式进行改进，如采用手机或电脑采集相关信息，方便调查对象提供敏感的行为学信息；采取措施提高监测信息的安全性，并加强与监测对象的沟通，以获得监测对象的信任与合作。

第四节　分子流行病学监测

分子流行病学监测是性病主动监测的手段之一，往往成为患病率与行为学监测的重要拓展。然而，由于受到实验室检测条件和能力等因素的影响，这项监测工作在许多地区不能常规地开展。该监测是应用分子生物学技术开展的性病监测活动，通过在目标人群中利用分子检测技术开展连续的性病流行病学调查，以了解分子生物学标志的分布情况和趋势。

一、监测内容

（一）分子流行病学特征

了解不同人群分子流行病学特征是性病分子流行病学监测的主要内容之一，是从分子或基因水平上阐述性病病原体在人群、地区上的分布特征及在时间上的发展趋势等。例如，我国性病门诊就诊人群的泌尿生殖道沙眼衣原体感染基因型主要以E、F、D和J型为主，在广东地区出现G/Ga型和在台湾地区出现K型，B/Ba型和I型在我国南方地区有散发，其他地区基本罕见报道；MSM人群直肠和尿道沙眼衣原体感染的基因型70%以上是D型和G型，与部分欧洲国家不同，L型感染相对较少。通过这样的基因型分布的连续调查可以为沙眼衣原体感染（或者性病）的传播网络、传播动力学、传染溯源和流行趋势等研究提供重要的信息。

（二）耐药基因型分布

借助分子流行病学技术，可以对性病病原体的抗生素耐药相关基因突变位点进行调查，了解目标人群的抗生素耐药表型状况和抗生素耐药株的进化和传播过程。例如，针对淋球菌对不同抗菌药物呈现低敏或耐药而产生的公共卫生问题，我国于1987年启动淋球菌耐药监测工作，1992年加入WHO西太区淋球菌抗菌药物敏感性监测项目，至2018年年底监测点覆盖了全国11个省份。基于该系统，发现"超级淋球菌"头孢曲松耐药株penA-60.001株在广东省17个地区流行和传播。了解耐药基因型分布，可以为及时掌握我国淋球菌耐药发展的趋势、制订我国淋球菌耐药控制策略及新药开发提供科学数据。

二、监测方法

性病分子流行病学监测是在哨点监测体系下开展的主动监测工作。在实施过程中，监测哨点（样本采集和信息收集点）需要与具备分子检测能力的实验室和具备数据分析能力的机构相互配合，完成整个调查工作。

（一）样本采集及信息收集

按照实施方案的要求，在目标人群中采集合格的样本和收集相关的信息。样本采集和信息收集可以与患病率调查或抗生素耐药监测相结合。

（二）实验室检测技术及数据库构建

用于性病分子流行病学监测的实验室技术主要是基因检测与分型技术等。这些检测获取的数据将构建相应的数据库，用于进一步分析。

核酸杂交技术包括Northern印迹杂交技术、斑点杂交技术及原位杂交技术，使得研究者能够具体了解感兴趣基因的转录活性和病原体在宿主中的分布。Northern印迹杂交技术通过检测RNA表达水平，为研究者提供了病原体在不同条件下的活动程度。斑点杂交技术通过筛查和识别核酸序列，快速发现病原体的存在。原位杂交技术则允许直接在组织中定位和可视化核酸序列，帮助揭示病原体在宿主内的感染路径。

PCR技术在基因表达研究中发挥着关键作用。RT-PCR用于检测RNA的表达，特别适用于研究性病病原体RNA的存在和量化。原位PCR可在细胞或组织中直接扩增核酸，有助于检测感兴趣基因的定位和表达情况。半定量和定量PCR方法用于准确测定特定核酸序列的数量，为病原体在感染过程中的表达提供量化数据。最后，Western印迹杂交技术用于检测和分析蛋白质表达水平，为揭示性病病原体的相关蛋白质提供重要信息。

基因结构变化直接关系到性病的易感性和抗性，因此深入研究基因结构变化的实验方法至关重要。Southern印迹杂交技术是一种常用的方法，用于检测DNA结构变化，如基因拷贝数变异或染色体重排，为研究者提供了了解性病病原体遗传特性的重要手段。

PCR技术在基因结构变化的研究中同样发挥着重要作用。PCR-SSCP技术可用于检测DNA序列的单链构象多态性，有助于寻找基因突变或多态性。随机引物多态性PCR则用于筛查基因组的多态性位点，为确定个体易感性提供遗传多态性信息。差异显示PCR用于比较不同样本中的DNA序列差异，揭示基因变异的细节。

（三）分子网络分析与鉴定

确定病原体的基因亚型或耐药突变位点，构建分子网络，描述和记录分子网络的特征。分子网络特征主要包括以下四类指标。①网络特征指标：成簇数、节点数、度数、入网率；②网络构成（人口学、流行病学）指标：地区、传播途径、亚型、年龄、性别、职业等；③风险水平相关（实验室检测）指标：耐药传播、新发感染、其他相关疾病（包括HIV和HCV）等；④动态监测指标：簇的增长速度、新网络的出现、新发感染变化、传播率、比例检出率。

（四）网络评估

通过对分子网络特征指标的评价，评估调查区域内需重点关注的活跃分子网络及网络内高风险传播人群，为后续流行病学溯源调查和高危行为接触者干预提供依据。

三、质量控制

性病分子流行病学监测的质量控制除了现场质量控制（参考患病率调查质量控制）外，还要特别重视实验室的质量控制。实验室检测的质量控制要点主要包括五方面。①样本采集和储存：采集的主要影响因素有采集部位、时间和方法；储存的影响因素有储存温度、时间和标本介质等。②试剂和材料：同一测定指标最好使用同一批次的试剂材料，确需使用2批以上试剂材料，则不同批次要进行对比分析和标准化。③仪器：原则上使用前对仪器进行统一调校，不要随意更换，特别是有量度的仪器设备。④实验方法：生物标志物的测量方法要统一。⑤操作规范：每一步骤都要遵循操作规范，要保障实验的可重复性。

（熊明洲　李侠　南方医科大学皮肤病医院）

第九章

抗生素耐药监测

抗生素耐药监测的目的是追溯耐药菌株的起源、分布、流行状况和趋势等，并以此为科学依据，指导防治实践和开展科学研究，包括制订、更新诊疗指南和防治策略、临床合理使用抗生素等，从而更加精准地开展疾病防控。抗生素耐药监测包括主动监测和被动监测，主动监测是指根据具体的耐药监测目的和需求主动开展的监测活动，往往是在设立的监测点针对特定人群、抗生素开展的连续性资料收集和流行病学调查等；被动监测是指实施单位向主导机构报告抗生素耐药监测信息，是基于临床常规开展的抗生素耐药性检测工作。

抗生素耐药监测过程中使用的检测方法通常包括抗生素敏感性试验（antimicrobial susceptibility testing，AST）和分子生物学方法（核酸扩增试验，nucleic acid amplification test，NAAT），分别检测病原体耐药的表型和耐药基因。抗生素敏感性试验可以检测细菌对抗生素的敏感、中介（中敏或敏感性下降）和耐药的表型，NAAT方法是定性检测其是否存在耐药基因。

目前国内外开展的抗生素耐药监测的性病病原体中，以淋球菌耐药监测为主，已形成全球性监测布局，其组织管理、检测、评价和保障等综合监测较完善，而其他性病病原体的抗生素耐药监测有待进一步建立和提高。下面分别从淋球菌和其他性病病原体两方面介绍抗生素耐药监测。

第一节　淋球菌抗生素耐药监测

自头孢曲松耐药淋球菌发现以来，淋球菌耐药性已成为全球性严重的公共卫生问题，2012年世界卫生组织（WHO）制定了《控制淋球菌抗菌药物耐药传播及其影响的全球行动计划》，发出了"今天不采取行动，明天将无药可用"的警示，我国分别制定了《遏制细菌耐药国家行动计划（2016—2020年）》和《遏制微生物耐药国家行动计划（2022—2025年）》，世界各地均加强了对淋球菌的耐药性监测。

一、监测方式

根据淋球菌耐药监测开展和实施的方式，将监测活动分为主动监测和被动监测。主动监测是在各级卫生行政部门领导下，由性病防治业务管理机构主动布局并在选择性的机构或人群中开展的监测工作，被动监测则是在各级卫生部门协调下，由常规开展淋球菌耐药性检测机构向性病防治业务管理机构上报检测结果，性病防治业务管理机构被动接受这些结果的监测过程。

（一）淋球菌耐药主动监测

目前，世界卫生组织及各国或地区建立的淋球菌耐药监测系统多数是基于临床分离淋球菌耐药性检测和评估的主动监测，包括WHO主导的淋球菌抗生素监测项目（gonococcal antimicrobial surveillance programme，GASP）及其加强的淋球菌抗生素监测项目（Enhanced gonococcal antimicrobial surveillance programme，EGASP）、美国淋球菌监测计划（gonococcal isolate surveillance project，GISP）、欧洲淋球菌耐药监测项目（European gonococcal antimicrobial surveillance programme，Euro-GASP）、英国淋球菌耐药监测项目（gonococcal resistance to antimicrobials surveillance programme，GRASP）、澳大利亚淋球菌监测项目（Australian gonococcal surveillance programme，AGSP）和中国淋球菌耐药监测项目（China gonococcal resistance surveillance programme，China-GRSP）等抗生素监测网络。

1. 澳大利亚淋球菌监测项目（AGSP）

AGSP是1981年由澳大利亚的洲级参比实验室发起的合作项目，也是全球较早开展淋球菌耐药监测的项目之一，由澳大利亚政府的健康局资助。AGSP收集的菌株引起淋病患者约占澳大利亚淋病发病人数的28%。AGSP常规监测的抗菌药物为青霉素、头孢曲松、环丙沙星、四环素和大观霉素，于2011年增加了阿奇霉素。2014年开始了以核酸检测耐药淋球菌，并在环丙沙星和青霉素的快速检测上取得进展，加强了监测内容，以实现抗菌药物的个体化治疗。

2. 美国淋球菌监测计划（GISP）

GISP是美国疾病控制与预防中心（Centers for Disease Control and Prevention，CDC）于1986年制订的淋球菌监测计划，并于1987年正式收集监测数据。GISP分三级管理：监测哨点—州、市地方卫生部门及州级实验室—国家CDC。监测哨点由性病门诊组成，主要收集样本及人口学资料，逐月向上级实验室提供收集的淋球菌菌株和相关资料；州、市地方卫生部门及州级实验室负责接收监测哨点收集的淋球菌，菌株确认后进行β-内酰胺酶实验和药物敏感性检测，逐月将检测结果反馈给监测点并将汇总的结果汇报至国家CDC；国家CDC每年完成统计分析后及时公开监测结果。监测哨点的选择主要偏向于人口输入地区及运输中心，旨在监测输入性耐药菌株的情况，目标是监测淋球菌的药物敏感性趋势和耐药类型多样性。纳入GISP的27个监测哨点的性病门诊受CDC奖励和资助，5个州市地方卫生部门及州级实验室通过竞争申请参与此项目。GISP的抽样框架是监测哨点收集每月前25例有淋菌性尿道炎症状的男性患者的样本，每年各监测点收集的菌株量不超过300株。药物敏感性的检测采用琼脂稀释法进行，每次试验均同时采用参考菌株和考核菌株作为质量控制。自2014年起，GISP在阿奇霉素、头孢克肟、头孢曲松、环丙沙星、青霉素和四环素等常规监测药物的基础上增加了庆大霉素。

3. 中国淋球菌耐药监测项目（China-GRSP）

我国于1987年建立 China-GRSP，并于1992年加入WHO西太区GASP，China-GRSP主要由国家卫生健康委员会主导，监测覆盖约1%的报告淋病患者。目前已建立了由国家性病控制中心、淋球菌耐药监测协作点组成的两级淋球菌耐药主动监测体系，至2018年年底已覆盖11个省份。2013年起，在其中4个省的6个监测点增加了对患者的随访要求，监测临床使用头孢菌素类抗生素治疗失败的淋病病例。China-GRSP的协作点实验室采用琼脂稀释法监测淋球菌对青霉素、四环素、大观霉素、头孢曲松、头孢克肟、阿奇霉素和环丙沙星的药敏情况，同时也逐步应用分子生物学方法开展检测。China-GRSP建立了《淋病实验室诊断指南》《淋球菌抗菌药物敏感性检测指南》《全国淋球菌耐药监测方案》《国家淋球菌耐药监测哨点实施方案》等相应的监测指导标准，并对各个监测哨点分发质控考核菌株，确保监测数据的准确性，各监测哨点将年度监测结果定时上报国家性病控制中心，监测数据定期向卫生健康行政部门及耐药监测哨点通报。China-GRSP针对我国淋球菌的耐药性问题提出了ROADMAP计划（R-耐药疫情监测，O-耐药导致的结局，A-抗菌药物管理与使用，D-耐药检测/诊断手段，M-耐药发生机制，A-抗菌药物市场后评估，P-人群药动/药代评估），从顶层设计上规划了应对淋球菌耐药问题的路线图。广东省是最早参与China-GRSP的省份之一，并于2008年创建广东省的淋球菌耐药监测网络（Guangdong gonococcal antimicrobial surveillance programme，GD-GASP），至2020年建成覆盖20个地市45家医疗机构监测哨点组成的广东省淋球菌耐药监测网络。GD-GASP根据广东省20个地市医疗单位在中国疾病预防控制信息系统上的淋病报病数、发病率、实验室条件及检测能力，确立淋球菌耐药常规监测哨点和加强监测哨点及相应的监测任务数和工作任务，目前淋球菌菌株检测数占广东省淋病报病数的9.88%。

4. 世界卫生组织淋球菌抗生素监测项目（WHO-GASP）

WHO-GASP于1990年启动，率先在亚洲进行淋球菌抗生素耐药性监测，此后WHO联合全球范围内多个国家的实验室，建立覆盖全球的监测网络。WHO西太区淋球菌耐药监测项目（WPR-GASP）是世界上覆盖人口最多、规模最大的淋球菌药敏监测组织。WPR-GASP初期由包括中国在内的14个国家监测中心参与，现已成为全球淋球菌耐药监测网络中重要的组成部分。WPR-GASP成立早期得到WHO全球防控艾滋病项目资助，后逐渐获得各参与国家或地区政府的重视和资金支持，多个国家逐渐成立了独立的监测体系。澳大利亚的WHO合作中心为所有参与项目的实验室提供了一套完整的操作指南，并建立了质量控制评价体系以确保监测数据的可靠性。该项目涉及实验室多而广，但在部分发展中国家以淋球菌培养为基础的试验方法仍然较难实施，在部分发达国家逐渐用核酸扩增试验取代淋球菌培养，不同国家实验室采用的药敏检测方法和耐药性判定标准不完全一致，项目汇总的数据在时间趋势上的意义要大于地区间的差异。

5. 加强的淋球菌抗生素监测项目（EGASP）

EGASP是由WHO、美国CDC和部分WHO合作中心于2015年共同建立的淋球菌耐药监测项目，通过在选择性的哨点实验室使用标准化的取样和试验流程，监测淋球菌的耐药性流行趋势，提高了监测数据的质量、可比性和时效性，解决GASP的工作局限性，并选择在部分国家建立淋球菌耐药监测哨点，长期、连续性开展监测工作。泰国是第一个加入EGASP项目的国家，目前还有菲律宾、柬埔寨、乌干达和南非等国家。

6. 英国淋球菌耐药监测项目（GRASP）

GRASP是由英格兰和威尔士的公共卫生实验室管理署的传染病检测中心、泌尿生殖道感染参比实验室和帝国理工学院合作建立的监测项目，创建于2000年6月。GRASP在伦敦和伦敦以外的地区，兼顾英国国家医疗服务体系的覆盖范围，选择能完成菌株收集量的哨点实验室作为参与实验室。参与实验室将收集到的菌株各自送往2个检测中心实验室进行药物敏感性检测。GRASP成立初期，仅监测淋球菌对青霉素、环丙沙星、大观霉素、四环素和头孢曲松的敏感性。2005年阿奇霉素和头孢克肟也被加入到常规监测中。伦敦中心实验室每年向Euro-GASP上报当地的耐药监测情况并提供质控项目的技术支持。GRASP由英国卫生署资助，并得到英国性病研究医学会和苏格兰淋球菌参比实验室的支持，是临床、实验室、公共卫生政策部门等领域人员合作的项目。由于地理因素的影响，GRASP的覆盖面积较少，但因结合英国国家医疗服务体系内完善的就诊资料和GRASP收集的流行病学和行为学资料，GRASP获得的数据能更好地进行流行病学分析和预测，再结合全基因组测序数据，有助于打破国界壁垒，更好地监测淋球菌的传播和追踪菌株的耐药情况。

7. 欧洲淋球菌耐药监测项目（Euro-GASP）

2002年，欧洲开展了跨国的性病监测项目，并开始在西欧建立性病流行病学和实验室监测。2004年，西欧的12个实验室合作完成了淋球菌耐药的哨点监测，启动了Euro-GASP。2009年，欧洲CDC为了协调和强化欧盟和欧洲经济区国家对性病的监测，接管并壮大了Euro-GASP。截至2017年，参加Euro-GASP的国家增加到27个，覆盖90%的欧洲国家。该项目每年监测近3 000株样本，覆盖了欧洲淋病报告病例数的3%左右。Euro-GASP成立初期主要监测淋球菌对环丙沙星、头孢克肟、头孢曲松、阿奇霉素、大观霉素、庆大霉素和青霉素的敏感性；2014年，由于庆大霉素和大观霉素临床上使用较少且较难获得数据，将两者从常规监测的药物中移除，改为每3年监测一次，由欧洲委员会（卫生及消费者理事会）和英国健康保护署共同资助。2010—2011年，试点开展了淋球菌多抗原测序分型，2013年开始对监测的淋球菌进行全基因组测序，这预示着淋球菌耐药监测从常规的耐药表型监测走向了分子流行病学监测。

（二）淋球菌耐药被动监测

淋球菌耐药性监测在我国也被列入全国细菌耐药监测网（China

antimicrobial resistance surveillance system，CARSS），淋球菌成为被监测的目标细菌，常规开展被动监测，监测范围覆盖全国的二、三级医疗机构。目前CARSS成员单位已发展至全国31个省、直辖市和自治区的1 412所医疗机构，设有技术中心和质量管理中心以及省级监测中心；监测的目标药敏包括头孢曲松（或头孢克肟）、四环素、环丙沙星和阿奇霉素。数据收集采用WHONET或 CARSS中间件提供的软件功能录入或采集、管理和导出质控数据、向临床报告的药敏试验结果以及其他监测数据；监测数据及质控数据上报周期为每季度1次，在每季度第一个月15日前，通过"全国细菌耐药监测网信息系统"完成上一季度监测数据传送，并及时确认反馈信息。对培养基、试剂、抗菌药物敏感性试验的质量控制进行了规定，对不常见耐药菌和菌种转运也统一了要求。

二、监测内容

在开展淋球菌耐药监测工作中，根据监测（包括主动监测和被动监测）目的和实际需要选择以下监测内容。

1. 基本人口学信息

包括年龄、性别、婚姻、户籍、民族、文化程度、居住地点、职业等。

2. 行为学信息

近期与同性或异性发生性行为情况、安全套使用情况、商业性行为及感染地等情况。

3. 临床症状

目前临床症状（记录临床症状）或无症状等。

4. 抗生素使用情况

近期使用抗生素种类及剂量等治疗情况。

5. 菌株采集部位情况

可根据不同的样本来源，如感染部位（尿道、宫颈、阴道、直肠、咽部、眼结膜等）如实填写。

6. 淋球菌耐药性监测的抗生素

通常包括青霉素类药物（青霉素）、四环素类药物（四环素）、喹诺酮类药物（环丙沙星）、氨基糖苷类药物（大观霉素）、头孢菌素类药物（头孢曲松、头孢克肟）和大环内酯类药物（阿奇霉素）等6类7种抗生素药物，也可根据各地的实际监测要求和耐药性菌株流行情况选择抗生素药物。

7. 监测点的选择

根据监测区域的地理方位选择有代表性的监测地市，并根据选定监测区域的淋病报病率选定监测哨点综合医院、专科医院或性病防治医疗机构。

8. 样本量

根据各监测点的淋病报病率确定检测样本量，每个监测点每年至少检测50株临床淋球菌。

三、检测方法

淋球菌耐药性检测方法主要采用体外药物敏感性试验，包括琼脂稀释法、微量稀释法、纸片扩散法（K–B法）、E-test法和检测耐药基因的核酸扩增试验（NAAT）方法。

（一）常用的检测方法

1. 琼脂稀释法

将定量的淋球菌接种于含一系列抗菌药物浓度的培养基平皿上，经过淋球菌培养，观察淋球菌的生长情况，将能抑制淋球菌生长的最低药物浓度定义为该种抗菌药物的最低抑菌浓度（MIC）。该方法检测结果较稳定，重复性好，能够定量检测淋球菌对抗菌药物的MIC，并反映耐药性趋势。琼脂稀释法药敏试验过程主要包括以下步骤：①淋球菌临床株和质控菌株的复苏与纯培养；②抗生素药物浓度的配备与抗生素平皿的制备；③菌悬液的制备与抗菌素平皿的接种培养；④MIC结果观察与敏感性的判断。琼脂稀释法是WHO、美国临床实验室标准化协会（CLSI）以及欧洲抗菌药物敏感性试验委员会（EUCAST）推荐用于淋球菌抗生素监测的方法，该方法为世界各大区淋球菌耐药监测方法的"金标准"。

2. 微量稀释法

微量稀释法将琼脂稀释法中的固体琼脂培养基替换成液体培养基进行药物敏感性试验，以微孔反应板或微量反应管为载体，观察淋球菌在含不同抗菌药物浓度的生长情况，得到MIC从而判断其敏感性。多中心评估结果显示其与琼脂稀释法有较好的一致性。该方法特点是淋球菌在液体培养基的微孔反应板上培养，可以单个菌株测定，实现实时检测，可以及时指导临床用药。

3. 纸片扩散法（K-B法）

将浸有抗菌药的纸片贴在涂有细菌的琼脂平皿上，抗菌药物在琼脂内向四周扩散，其浓度呈梯度递减，在纸片周围一定距离内的细菌生长受到抑制，经过一定时间的培养后形成一个抑菌圈，其直径大小与药物浓度的对数呈线性关系，通过测量抑菌圈直径的大小来判断菌株对该药物的敏感性。该方法操作简单，适合临床分离单个菌株对多种不同抗菌药物的敏感性检测，指导临床用药。纸片扩散法药敏试验主要包括以下步骤：菌悬液配制→菌悬液涂布→贴药敏纸片→培养→抑菌圈直径测量→按相应标准判断各种药物的敏感性。

4. E-test法

将含有不同浓度梯度抗菌药物的药敏试验纸条贴在一个已涂抹淋球菌药敏培养基（GC基础培养基+1% Kellogg's生长添加剂或1% IsoVitaleX/Vitox）上，试验纸条上的抗生素迅速地释放到琼脂介质中，从而在试验纸条下方建立了一个具有连续浓度梯度的抗菌药物链，经过培养一段时间后，即可见一个以试验纸条为中心的对称的椭圆形抑菌环，抑菌环与试验纸条交叉点上的浓度示数即为MIC值。E-test法结合了琼脂稀释法和纸片扩散法的特点，由于E-test法的结果具有较好的稳定性与准确性，所测定的MIC值与琼脂稀释法测定的MIC值比对后证实具有较好的重现性，在性病检测实验室中可以替代琼脂稀释法进行淋球菌药敏测定。

5. 核酸扩增试验（NAAT）

主要通过检测淋球菌的耐药基因来测定耐药性。目前主要检测的耐药基因包括环丙沙星（*gyr*A、*par*C）、阿奇霉素（23S rRNA）、超广谱头孢菌素（*pen*A）、大观霉素（16S rRNA和*rps*E）、青霉素（*pon*A、TEM）、四环素（*rps*J和*Tet*M）等，检测耐药基因的同时必须有对照基因，以排除非淋球菌的假阳性结果。

（二）检测方法的选择

淋球菌耐药性检测方法的选择应根据实验室条件、检测能力和监测要求选择相应的检测方法。纸片扩散法操作简单，省时、省力且经济实惠，可即时检测淋球菌的耐药性，是目前临床上使用最广泛的常规药物敏感性试验测定方法之一，但是该法只能得到敏感、中等敏感和耐药等定性的结果，不能定量测定受试菌的MIC值，且该方法结果的影响因素也较多，误差较大。E-test法虽可直接测定细菌的MIC值，结果稳定而准确，但由于E-test试纸条较昂贵，使得该方法的应用受到限制。琼脂稀释法是全球淋球菌监测项目推荐使用的参考方法，该方法操作步骤较烦琐，适合大量菌株的药敏试验，若待检菌株少则较为浪费，工作量较大，通常是对一段时间内收集的淋球菌进行检测，其为回顾性分析，因此无法及时地将淋球菌耐药情况反馈给临床，这也限制了琼脂稀释法在少量菌株药敏性测定方面的应用。微量肉汤稀释法操作简便、快速，已广泛用于易生长细菌的MIC测定，并且可以进行单一菌株试验。微量稀释法可提高淋球菌耐药监测的稳定性和及时性，与琼脂稀释法具有较好的一致性。以上的各种检测耐药性的方法，均需要对淋球菌分离培养，而近几年无须培养的NAAT在淋球菌耐药方面也有广泛的应用，NAAT使耐药结果的获取从数天缩短至数小时，更能及时地为临床治疗提供依据；另外，NAAT可实现自动化，适用于实验室常规使用；与淋球菌培养相比，NAAT具有更高的敏感性，可检测出无症状感染的患者。然而，NAAT只能检测已知的耐药基因，从而对耐药性进行预测，不能获得具体的MIC值。同时，多个耐药性基因的累积作用对耐药性的表型具有不同的影响，NAAT无法准确获得耐药性的真实情况，无法替代采用培养方法的淋球菌耐药监测。NAAT需要使用比较昂贵且专用的检测仪器，检测试剂要根据不同耐药基因选择相应的引物扩增目标耐药基因，还需要在特定的实验室开展。

四、质量控制

淋球菌抗生素耐药性监测的质量控制，包括室内质量控制和室间质量控制。

（一）室内质量控制

检测人员应经过相关药物敏感性试验的技术培训；建立实验室检测的工作制度、仪器设备保养维修制度、生物安全制度、污物处理和消毒制度，以及菌株保存制度等；制定相应的实验操作、仪器设备使用、实验数据管理等标准操作程序（SOP）文件并且使其得到良好的执行。每批次试验的室内质控菌株（参考菌株）测定值需在参考范围内，确保室内质控菌株处于可控制范围，失控时需要分析原因，并对该批次菌株进行重新检测。

（二）室间质量控制

世界各个不同的抗生素耐药性监测项目均会分发考核菌株，让各个监测点参加室间质评考核，确保监测结果的准确性。WHO西太区淋球菌耐药监测项目（WPR-GASP）每年组织区域内的监测网成员开展室间质量活动，定期分发考核菌株。我国淋球菌耐药监测项目和广东省淋球菌耐药监测项目每年定期分发室间质评考核菌株，监测网成员单位常规检测并上报结果，年度进行室间质评总结。同时定期对各个监测实验室定期进行现场检查督导，帮助提高监测点实验室检测能力和质量。

第二节　其他性病病原体抗生素耐药监测

其他性病病原体，如梅毒螺旋体、泌尿生殖道沙眼衣原体和生殖支原体（*Mycoplasma genitalium*，MG）等难以体外培养，其抗生素耐药性检测主要依赖于NAAT来检测特定的耐药基因位点，常用于专项调查。

一、梅毒螺旋体耐药监测

青霉素一直是治疗梅毒的首选药物。截至目前尚未见有关梅毒螺旋体对青霉素耐药的报道，对于约15%报道为青霉素过敏的梅毒患者，常采用多西环素、头孢曲松和阿奇霉素作为替代治疗药物。阿奇霉素等大环内酯类耐药突变位点在核糖体23S rRNA基因（A2058G、A2059G）位点，可以采用多重RT-PCR方法，快速检测其耐药基因位点。美国旧金山的梅毒患者标本中带有A2058G突变的梅毒螺旋体突变率从2002年的4%增加到2005年的76.5%，美国西雅图的梅毒患者标本中的梅毒螺旋体突变率从2002年的9%增加到2005年的56%，上海地区报道的标本梅毒螺旋体突变率为100%。2010年至2012年山东检测出具有A2058G或A2059G突变的样本百分比为100%（66/66），其中92.4%（61/66）样本中检测到A2058G突变，A2059G突变占7.6%（5/66）。2008年10月至2011年10月，针对中国8个城市的391名早期梅毒患者的标本梅毒螺旋体横断面研究发现：91.9%的标本梅毒螺旋体存在A2058G突变，其中东部城市（93.8%）、南部城市（88.6%）和北部城市（95.2%）患者之间没有显著差异，表明大环内酯类药物不能用作中国早期或潜伏期梅毒的治疗选择。

二、沙眼衣原体耐药监测

对于沙眼衣原体引起的泌尿生殖道感染，目前世界上大部分国家和地区推荐大环内酯类抗生素阿奇霉素（AZM）进行治疗。然而，在沙眼衣原体感染中抗生素耐药性或治疗失败并不少见。沙眼衣原体感染引起的男性非淋球菌性尿道炎患者和无再次感染风险的女性宫颈炎患者中，AZM治疗失败的比例为5%～23%，少部分耐药主要由23S rRNA基因突变引起。多数人在治疗后没有再次性接触，但沙眼衣原体检测仍呈阳性，这些治疗失败可能是由于沙眼衣原体形成持续感染引起。沙眼衣原体持续性感染表现为病原体存活形成"异性包涵体"，但新陈代谢持续处于静止状态，从而增加了沙眼衣原体对抗生素的耐药性。沙眼衣原体感染的耐药性问题已成为研究者们关注的焦点。

三、生殖支原体耐药监测

临床常用大环内酯类药物治疗MG感染，MG的耐药性主要通过检测耐药相关基因的突变位点。MG对大环内酯类药物耐药性主要与23S rRNA基因的单个核苷酸位点突变相关，包括A2058G、A2059G、A2058T、A2058C和A2059C。MG对喹诺酮耐药性相关的5个*par*C突变位点，包括 S83R、S83I、D87N、D87Y和D87H。采用多重荧光PCR方法可以同时检测MG和其基因中是否存在不同抗生素耐药相关的突变位点。大环内酯类药物耐药监测结果显示，欧洲8个国家的大环内酯类药物耐药率＞50%，美国6个性病诊所中MG感染的尿道炎患者中大环内酯类药物耐药率达到64.4%，澳大利亚的大环内酯类药物耐药率由18%上升到66%，日本的大环内酯类药物耐药率由1.2%上升到69.3%。MG对喹诺酮类耐药率在发达国家相对较低，欧美国家5%～15%，日本的耐药率达28.7%。而2011—2015年，江苏南京性病门诊男性MG阳性尿道炎患者中，大环内酯类和喹诺酮类耐药率分别高达88.9%和89.5%。广州地区2016—2018年性病门诊生殖支原体感染者对大环内酯类（23S rRNA）耐药基因突变率达到98.7%（152/154）；喹诺酮类DNA旋转酶*gyr*A耐药基因突变率达到95.5%（147/154），喹诺酮类拓扑异构酶IV *par*C耐药基因突变率为90.3%（139/154），并且48.6%（67/138）的样本同时存在大环内酯类和喹诺酮类耐药基因突变，最常见的突变组合是A2072G（23S rRNA）和S83I（*par*C）。

第三节　结果分析与利用

根据抗生素敏感性判断标准，统计监测菌株的敏感性和MIC分布结果，各个监测点及时上报耐药监测数据库以及相关耐药监测报表，如《淋球菌临床分离株登记表》《试验结果及考核结果记录表》《淋病患者情况登记表》《治疗失败及随访登记表》等。根据监测报表汇总的年龄、性别、感染场所、感染时间、感染部位、感染人群、用药情况及抗生素药敏试验结果等信息可以了解人口学、菌株流行区域、感染途径、菌株耐药性流行情况。根据耐药监测网络汇集的监测数据形成本地区本年度的抗生素耐药性监测结果，可以预测耐药趋势，并及时为临床诊疗机构和卫生健康行政部门制订临床治疗方案和防治策略提供参考。

抗生素耐药性的持续监测，以及对以输入性或新型耐药监测为治疗指南的调整和更新提供至关重要的信息。WHO认为当淋球菌对某种抗生素耐药率＞5%时，则该种抗生素不宜列为临床治疗的首选药物，需要更新治疗指南和防治策略。目前淋球菌耐药性（包括对一线治疗药物）面临严峻挑战，迫切需要在开展主动监测的同时，加强对临床治疗病例的随访和监测，充分发挥实验室监测和临床监测结果对指导临床实践和制订淋球菌耐药应对策略的作用。美国CDC定期发布《性传播疾病治疗指南》，2007年鉴于GISP的监测数据表明耐喹诺酮的淋球菌已在美国广泛传播，故美国CDC不再推荐使用喹诺酮类药物治疗淋球菌感染，到2012年时头孢克肟已不再是淋球菌感染的推荐治疗方案，仅将头孢曲松作为唯一推荐使用的抗菌药物。2015年美国CDC的《性传播疾病治疗指南》推荐的单纯性淋球菌感染的治疗方案为头孢曲松250 mg单次肌注加AZM 1 g单次顿服。随着AZM耐药性迅速上升，2020年美国CDC的《性传播疾病治疗指南》建议使用更高剂量的头孢曲松（500 mg），并且从推荐的治疗方案中删除了AZM。

　　我国的性病诊疗指南和防治策略也是根据抗生素耐药性监测结果的变化不断地进行修订。2007年制定的《性传播疾病临床诊疗指南（2007）》中对无并发症淋菌性尿道炎、宫颈炎和直肠炎的推荐方案是头孢曲松250 mg，替代方案头孢克肟400 mg口服。依据我国淋球菌耐药监测资料，淋球菌对青霉素、四环素类和氟喹诺酮类耐药性较为普遍，该三类药从此不作为治疗淋病的推荐药物。2014版的淋病诊疗指南中取消了口服头孢克肟的替代方案。根据2013—2016年监测结果，我国淋球菌分离株对头孢曲松敏感下降的比例达10.8%，超过5%警戒线，并已发现国际上流行的头孢菌素耐药型（ST1407和FC428）淋球菌，因此，2020年我国又制订了新的治疗方案，推荐治疗无并发症淋病肌注头孢曲松1 g，头孢噻肟和头孢替坦可以作为替代药物，没有推荐口服头孢菌素药物治疗淋病。

（吴兴中　南方医科大学皮肤病医院）

● **参考文献：**

［1］谢庆辉，覃晓琳，黄进梅，等. 广东省淋病奈瑟菌耐药监测网络的建设与监测结果分析［J］. 中国艾滋病性病，2022，28（9）：1055-1059.

［2］CHEN X S, YIN Y P, LI X Y. A ROADMAP plan to address research needs for gonococcal antimicrobial resistance in China［J］. Clinical infectious diseases, 2019, 68（3）：505-510.

［3］KIRKCALDY R D, HARVEY A, PAPP J R, et al. *Neisseria gonorrhoea* antimicrobial susceptibility surveillance—the gonococcal isolate surveillance project, 27 sites, United States, 2014［J］. MMWR surveillance summaries, 2016, 65（7）：1-19.

［4］LAHRA M M, ENRIQUEZ R. Australian gonococcal surveillance programme annual report, 2016［J］. Communicable diseases intelligence, 2018, 42：S2209-6051（18）00013-1.

［5］PAINE T C, FENTON K A, HERRING A, et al. GRASP: a new national sentinel surveillance initiative for monitoring gonococcal antimicrobial resistance in England and Wales［J］. Sexually transmitted infections, 2001, 77（6）：398-401.

［6］PENG R R,YIN Y P,WEI W H, et al. Molecular typing of *Treponema pallidum* causing early syphilis in China：a cross-sectional study［J］. Sexually transmitted infections, 2012, 39（1）：42-45.

［7］WESTON E J, WI T, PAPP J. Strengthening global surveillance for antimicrobial drug-resistant *Neisseria gonorrhoeae* through the enhanced gonococcal antimicrobial surveillance program[J]. Emerging infections diseases, 2017, 23（13）：S47-S52.

[8] WI T, LAHRA M M, NDOWA F, et al. Antimicrobial resistance in *Neisseria gonorrhoeae*：global surveillance and a call for international collaborative action[J]. PLOS medicine, 2017, 14（7）：e1002344.

第十章
性病疫情估计与预测

疫情估计与预测已广泛应用于流行性感冒、登革热、肺结核、艾滋病等急性和慢性传染病疫情研判及防控等工作。性病疫情估计与预测也是性病监测和防治工作的重点任务之一，对制定防治政策及评价防治效果具有重要意义。通过广泛收集和综合利用性病病例报告、哨点监测、专题调查等样本数据及人群规模与人口学等资料，估算国家、省和地区的性病发病、患病等的总体状况及变化趋势，并对未来流行风险进行预警，对其可能的发展方向、规模及范围进行定量估计，进而全面评价疾病负担、研判疫情变化趋势，为做好资源配置以及更好地开展防治工作提供科学依据。

第一节　性病疫情估计

世界卫生组织定期组织专家对全球性病疫情进行估计，美国等一些西方发达国家也定期开展本国疫情估计，我国于2011年开展过全国梅毒疫情估计，为制定性病防治政策和评价效果提供了依据。性病疫情估计的方法多样，常用的估计方法包括基于Excel软件的工作簿（Workbook）法和Spectrum模型估计法等，如Eline Korenromp教授等应用Spectrum-STI模型估计了全球132个国家成年女性的梅毒感染率趋势，中国疾病预防控制中心性病控制中心组织专家应用工作簿法对2011年全国15～49岁人群梅毒疫情进行估计。本节主要对这两种估计方法进行介绍。

一、疫情估计的资料

（一）数据类型及来源

开展疫情估计需要收集的数据主要包括三方面。

1. 估计地区的年度人口学数据

主要来自全国，各省、地市、县区等统计年鉴或人口调查数据，具体可包含：

（1）历年分性别和年龄的常住人口数；

（2）历年总生育率（total fertility rate，TFR）；

（3）历年年龄别生育率（age-specific fertility rate，ASFR）；

（4）历年出生婴儿性别比（即每出生百名女婴相对的出生男婴数）；

（5）历年分性别的期望寿命；

（6）历年人口寿命表；

（7）历年分性别的净流入（出）人口数（注：正值表示从外省流入本省，负值表示从本省流出至外省）及其分性别和年龄的构成比。

2. 特定人群规模估计数据

主要来源于本地区高危人群规模估计的专项调查、相关机构的登记数据，以及国内外公开发表的相关调查数据等，具体可包含三方面。

（1）暗娼：数据可来源于人群规模调查（如普查法、乘数法、捕获—再捕获法）、艾滋病示范区人群规模估计、场所暗娼干预人数及其他登记数据等。

（2）男男性行为者：数据可来源于人群规模调查（如捕获—再捕获法、同伴推动抽样法、乘数法、提名法等）、城镇成年男性人口推算、男男性行为者干预人数和交友网络（如Blued、微信等）登记数等。

（3）其余人群：可使用估计地区15岁及以上男性和女性人口数减去上述相应高危人群规模数，分别得到其余男性和其余女性人口数。

3. 性病感染率数据

主要来源于本地区的哨点监测、感染率专题调查、医疗机构或血站常规检测等数据，可为估计地区历年各类人群梅毒、淋病和生殖道沙眼衣原体感染的筛查或调查的相关数据。具体可包含三方面。

（1）暗娼：数据可来源于当地哨点监测、专题调查的暗娼性病感染率数据。当数据存在缺失时，可使用其他公开发布或发表的暗娼性病感染率调查数据等进行替代。可通过使用"暗娼/女性性工作者（female sex workers）""性传播疾病/性传播感染（sexually transmitted diseases/sexually transmitted infection）""梅毒（syphilis）""淋病（gonorrhea）""生殖道沙眼衣原体（genital *Chlamydia trachomatis*）"等关键词分别检索中文和英文文献。

（2）男男性行为者：数据可来源于当地哨点监测、专题调查的男男性行为者性病感染率数据。当数据存在缺失时，可使用其他公开发布或发表的男男性行为者性病感染率调查数据等进行替代。可通过使用"男男性行为者（men who have sex with men）""性传播疾病/性传播感染（sexually transmitted diseases/sexually transmitted infection）""梅毒（syphilis）""淋病（gonorrhea）""生殖道沙眼衣原体（genital *Chlamydia trachomatis*）"等关键词分别检索中文和英文文献。

（3）其余特定人群：主要为低危或普通人群性病感染率数据，数据可来源于当地特定人群的常规筛查、哨点监测、专题调查等结果，如孕产妇、流动人口、献血人员、医疗机构就诊者、婚检人员、学生等筛查数据。当数据存在缺失时，可使用其他公开发布或发表的特定男性和女性人群性病感染率调查数据等进行替代。可通过使用"性传播疾病/性传播感染（sexually transmitted diseases/sexually transmitted infection）""梅毒（syphilis）""淋病（gonorrhea）""生殖道沙眼衣原体（genital *Chlamydia trachomatis*）"等关键词分别检索中文和英文文献。应按男女性别分别提取数据。

（二）数据使用基本原则和注意事项

各类数据（尤其是高危人群规模及其性病感染率）在使用前必须进行数据质量评估。

（1）最大程度地收集和利用估计地区的相关数据，优先使用当地数据；若当地缺乏某类相关数据，可在关键影响因素特征相近的前提下，借用其他地区同类数据，在数据收集表中相应位置对借用数据情况备注说明，并设置较低的权重以限制其对估计值的影响。

（2）应优先使用数据连续性较好（连续运行4年以上）、质量较高的性病感染率数据。若同一来源的性病感染率年度间差异较大时，应尝试按照关键特征分层计算历年每个亚组的性病感染率，然后乘以一个合理的人群构成比，得到标化的历年性病感染率后再评估使用，对于异常值可评估后剔除。

（3）若同一地区中某类人群同一年份的性病感染率存在多个来源且数值差别较大时，应注意比较每个数据来源的调查方案（如目标人群、调查地点、抽样方法等），评估结果的代表性，从中选择最优来源的数据使用。

（4）各地在疫情评估数据收集和使用过程中，应充分征求相关部门、关键知情人、目标人群和现场调查人员的意见。

（5）除上述所列人群外，各地区还可根据当地疫情特征，纳入影响本地区性病流行的其他主要高危人群，但需要特别注意，同一组人群不能被重复估计，新纳入高危人群的人群规模和性病感染率均应从"其余男性"和"其余女性"中剔除。

二、Workbook法

（一）基本原理

Workbook法，又称工作簿法，是基于组分法原理，使用Excel软件开展的估计法。由疫情估计工作簿和流行曲线工作簿两部分构成，其中疫情估计是根据各类性病高危人群的规模估计数和感染率的高、低值，两两交叉相乘后得到4个乘积值，求取其均值作为各亚人群的感染者估计数；而对感染率的曲线则是根据连续长期的监测资料，基于简单双Logistic模型拟合出疫情的时间变化趋势。

（二）疫情估计步骤

先准备好某年度或多年的人群规模估计数和感染率数据，再按图10-1步骤开展估计。

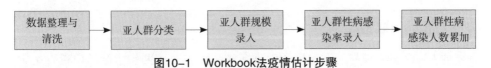

图10-1 Workbook法疫情估计步骤

1. 疫情估计相关数据的整理与清洗

各地区在收集疫情估计所需的人群规模和性病感染率数据后，应首先进行整理和清洗，删除重复数据，确保各数据来源明确，分子、分母正确。可根据性病感染率的不同将人群进行分类，分人群进行估计。当某人群某病种感染率数据较多时，也可采用荟萃分析（Meta分析）对数据进行合成（pooling），以合成率进行计算。

2. 使用工作簿法计算各类人群的性病感染数

基于组分法原理，感染估计数按如下公式计算：某类人群性病感染人数 = 该人群规模×该人群的性病感染率。以市或县区为单位，分别计算各市或县区各类人群的性病感染人数，累加各类人群性病感染人数，获得该省/地市性病感染估计总数。同理，以省为单位，分别计算各省各类人群的性病感染人数，累加各类人群性病感染人数，获得该国性病感染估计总数。

3. 疫情估计结果论证和报告

各地区应组织相关专家对估计结果进行讨论和论证，达成共识，分析评价疾病负担情况，估计结果也应及时上报上级业务管理部门和行政部门，为科学研判性病疫情形势和防控工作提供依据。

（三）适用条件

适用于性病低流行或聚集性流行的国家或地区，该方法是在Excel工作簿基础上对疫情进行点值估计和短期流行趋势的预测，数据质量越高，其预测效果越好。

（四）优点

（1）Workbook法依托Excel工作簿进行疫情估计，仅需要高危人群规模估计数和感染率即可进行点值估计，原理简单，操作方便，易于在基层推广。

（2）模型能够进行一致性核查，减少错误，进行质量控制。

（五）局限性

（1）预测结果与人群规模和感染率密切相关，这两类指标的质量直接影响预测结果。

（2）Workbook法仅针对特定高危人群，覆盖人群可能不够全面。

3．未纳入行为学指标，难以对行为改变后的流行趋势进行预测。

4．输出结果指标较少，可利用的数据较少，只能假设各人群在研究期间是静态的，无法反映人群间的流动特征。

三、Spectrum模型估计法

Spectrum软件是由世界卫生组织联合Avenir Health组织开发的艾滋病及其他传染病（结核病、疟疾）疫情及其影响的估计工具，已在全球多国使用，估计结果得到全球公认。

（一）基本原理

Spectrum模型是一个基于人口学统计预测的政策模型，包含多个模块，用于性病疫情估计和预测的主要是人口预测（DemProj）和性病（STI）两个模块。其基本原理是以DemProj模块对某一地区的人口学统计预测为基础，在STI模块中预测性病疫情影响。通过读取STI模块中产生的性病感染率估计结果，估计全人群或亚人群的梅毒、淋病和生殖道沙眼衣原体感染的患病和发病水平（包括患病率、患病数、发病率、发病数），拟合出一条反映本地区历史流行情况的曲线，并对未来短期内的流行趋势进行预测。

（二）疫情估计步骤

与Workbook法相同，首先需要准备好各年不同人群感染率数据和人群规模估计数，对于高危人群和普通人群的感染率数据，需要按性别分别准备；人口学数据由DemProj模块自动产生。操作步骤见图10-2。

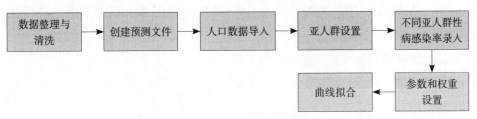

图10-2　Spectrum-STI模型疫情估计步骤

1. 疫情估计相关数据的整理与清洗

各地区在收集疫情估计所需数据后，应首先进行整理和清洗，并对数据的质量进行评估，包括调查与抽样方法、数据的代表性等，删除重复数据，确保各数据的来源和实验室检测方法明确，数据的分子、分母定义准确。

2. 使用Spectrum软件建立数据库并进行估计和预测

按照Spectrum-STI软件操作手册指引，先创建新的预测文件，录入或导入人口学数据并合理设置参数，进一步录入并设置STI模块相关数据。录入数据时需要按年份顺序、人群类别（高危人群、低危人群等）有序录入。软件将根据人群类别分类进行估计，将不同人群的感染率数据乘以人群规模数得到按性别、按人群类别、全人群的估计数，包括中位数、最佳估计数、上限、下限等。预测基于Logistic模型，仅能进行短期预测。

3. 疫情估计结果论证和报告

各地区应组织相关专家对估计结果进行讨论和论证，达成共识，分析评价疾病负担情况，估计结果也应及时上报上级业务管理部门和行政部门，为科学研判性病疫情形势和开展防控工作提供依据。

（三）适用条件

适用于性病低流行、聚集性流行以及广泛流行的国家或地区，目前仅用于梅毒、淋病和生殖道沙眼衣原体感染3种性病的估计，需要有这3种性病不同人群的感染率调查数据，数据尽可能有代表性和更广泛的覆盖，尽可能有3年以上的数据，以获得更多的数据点。

（四）优点

（1）疫情估计和预测由Spectrum软件直接计算，不需要输入公式或算法。

（2）软件界面友好，操作方便。

（3）模块输出的结果信息较为丰富。

（五）局限性

（1）涉及参数较多，参数默认值的来源较为有限，不一定适用于所有人群和地区。

（2）疫情估计时需根据本地情况调整权重。

（3）不能对尖锐湿疣、生殖器疱疹疫情进行估计。

（4）尚不能直接从Excel表中导入数据，输出的统计图形不够美观。

四、质量控制

性病疫情估计是通过对现有性病监测数据和人口学数据进行综合处理和深入分析得出结果的过程，要确保监测数据来源广泛、方法科学、参数设置合理及过程透明。

（一）确保数据来源广泛可靠

性病疫情估计涉及社会、人口、卫生等多个领域的数据，各地在进行数据收集时，要确保数据来源广泛和可靠，尽可能覆盖到不同地区、不同人群的样本点，优先使用公开发布、有明确来源的可靠数据。

（二）确保估计方法的参数设置合理

使用Spectrum-STI模型开展性病疫情估计是一项复杂而严谨的科学工作。模型计算涉及多个参数，需要根据各地和各样本点调查的真实情况合理设置参数；对模型中的某些关键参数进行讨论，达成共识，确保估计模型参数设置合理。

（三）确保估计过程科学透明

性病疫情估计需要各级皮肤性病防治机构、疾病预防控制中心、大学与科研机构、政府部门等的专业人员、有关专家和领导充分参与，吸纳各种意见和建议，估计过程公开透明，最大限度达成共识。

第二节　性病疫情趋势分析与预测

通过性病疫情趋势分析与预测，可研判现阶段的疫情趋势，并可判断与推测未来可能的疫情变化，做到预警预测，提前谋划防治工作。性病疫情趋势分析和预测一般采用回归模型拟合的方法，包括时间序列模型、传播动力学模型、神经网络模型等。

一、趋势分析与预测工作程序

（1）数据准备：包括病例报告数据和人口数据收集。

（2）根据数据特点选择合适的数学模型进行拟合。

（3）对数学模型拟合效果进行评价：对于时间序列数据，通常用既往若干年份的数据构建数学模型，使用拟合优度指标、模型拟合值与真实值的差异程度指标等对模型拟合效果进行评价。

（4）对预测效果进行验证：使用最近一年的数据验证模型预测效果。

（5）未来发病趋势的预测：通过拟合效果评价和验证认为模型构建成功后，可用来对疫情趋势进行短期、中期和长期预测，一般为短期预测。

二、趋势分析与预测的资料

开展疫情估计需要收集的数据主要包括两方面。

（1）人口学数据：主要来自地方及全国统计年鉴，通常只有每年年末的人口数据，对于需要每月人口数进行趋势分析与预测的方法，可通过线性回归的方法估计每月人口数。

（2）性病发病数据：来自每月法定传染病报告数据或连续的监测数据；有代表性的大规模人群调查、队列研究数据；公开发表的数据等。

三、趋势分析与预测方法

应根据疫情数据特点、性质和分布选择合适的预测方法。

（一）时间序列模型

性病疫情趋势分析与预测常用的时间序列模型有差分自回归移动平均模型（autoregressive integrated moving average model，ARIMA模型）、Joinpoint回归模型、灰色预测模型、指数回归模型等，本节我们主要对前3种方法进行介绍。

1. 差分自回归移动平均模型

（1）基本原理：ARIMA 模型的基本思想是将预测对象随时间变化的数据视作一个随机序列，在平稳性的基础上，利用该序列不同时间点之间的相关性建立起数学模型，即将非平稳时间序列转化为平稳时间序列，然后将因变量仅对它的滞后值以及随机误差项的现值和滞后值进行回归所建立的模型。ARIMA模型根据原序列是否平稳以及回归中所含部分的不同，分为自回归（AR）模型、移动平均（MA）模型、自回归移动平均（ARMA）模型、差分自回归移动平均（ARIMA）模型、季节性自回归移动平均（SARIMA）模型等。

（2）模型表达式及其意义：差分自回归移动平均模型表达式为ARIMA（p，d，q），或ARIMA（p，d，q）×（P，D，Q）s。其中：AR（autoregressive）是自回归项，描述当前值与历史值之间的关系，即用变量自身的历史数据对自身进行预测；MA（moving average）为移动平均项；p为自回归项阶数，代表预测模型中采用的时序数据本身的滞后数（lags）；q为移动平均项数阶数，代表预测模型中采用的预测误差的滞后数；d为时间序列成为平稳时所做的差分次数，代表时序数据需要进行几阶差分才是稳定的，称为I（integrated）项。由上可见，ARIMA为AR + MA。对于季节性变化的时间序列数据，则有季节性自回归阶数P，季节性差分次数D，季节性移动平均阶数Q，季节性移动平均值s。

ARIMA的回归模型数学表达式为：

$$\hat{y}_t = \mu + \phi_1 y_{t-1} + \phi_2 y_{t-2} + \cdots + \phi_p y_{t-p} + \theta_1 e_{t-1} + \theta_2 e_{t-2} + \cdots + \theta_q e_{t-q}$$

其中ϕ表示为AR的系数，θ表示MA的系数。

（3）模型建立与预测过程。

ARIMA模型建立与预测步骤见图10-3。

1）对时间序列数据进行平稳性检验：根据检验结果判断时间序列的类型，以选择合适的方法建立模型。常用的方法有3种，即时序图、自相关与偏相关系数检验和单位根检验（ADF）。平稳序列是指时间序列数据围绕着一个常数上下波动，且波动范围有限，即有常数均值和常数方差；如果有明显的上升或下降趋势或周期性，那它通常不是平稳序列。

2）时间序列数据平稳化：如果数据序列非平稳，可对数据序列使用差分处理、对数变换等方法进行处理。

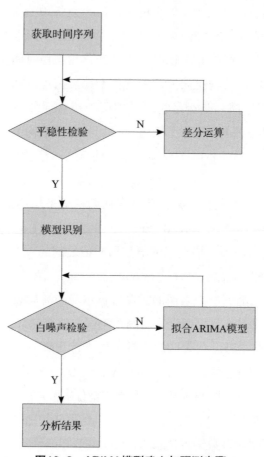

图10-3　ARIMA模型建立与预测步骤

3）对时间序列数据进行纯随机性检验：纯随机性检验，又称白噪声检验，用于检验序列的各项数值之间有无相关性。若检验后$p < 0.05$，表明不是纯随机序列；若$p \geqslant 0.05$，则为纯随机序列，可终止对该序列数据的分析。

4）对数据进行建模：若某个时间序列数据经过处理之后，统计学检验判定为平稳非白噪声序列，即可选择合适的参数进行时间序列建模。通过对自相关（ACF）图和偏自相关（PACF）图的分析，得到最佳的p和q阶数，一般地，通过PACF确定p的阶数（AR项），通过ACF确定q的阶数（MA项）。

5）对构建的ARIMA模型进行检验：主要是对模型的残差进行检验，残差平均值是否为0且方差为常数等。

6）模型优化及预测应用：常用的统计软件SPSS、Stata、SAS和计量经济学软件EViews，以及R语言中的统计包均可开展ARIMA模型的构建和预测。

（4）适用条件。

1）时间序列数据具有平稳性是其重要条件，ARIMA模型适用于线性、平稳的时间序列数据。具有趋势性、季节性、周期性变化特征的传染病数据为非平稳化、波动性的时间序列资料，经过平稳化处理后可用于分析预测，如果达不到平稳性要求，则不宜使用。

2）时间序列数据具有自相关性，ARIMA模型适用于预测与自身前期相关的现象，如果自相关系数小于0.5，则不宜采用。

（5）优点。

1）模型变量简单，只需要内生变量而不需要借助其他外生变量；

2）对呈线性趋势、周期性分布的传染病拟合效果更佳；

3）利用数学函数关系，可减小性病监测资料中缺失值的影响。

（6）局限性。

1）疫情监测数据质量的优劣直接影响模型预测结果的准确性；

2）模型变量仅使用内生变量，未考虑其他影响因素变量，如高危人群干预、规范性治疗等；

3）ARIMA模型从数据平稳性假设出发，具有强的时间序列性如周期性等，对于季节性规律不明显的性病疫情预测效果不如其他季节性传染性病。

2. Joinpoint回归模型

（1）基本原理：Joinpoint回归模型是一种常用于研究慢性疾病发病（死亡）率随时间变化趋势的统计学分析方法。通过分析模型Joinpoint点的数量和位置，利用各点将发病（死亡）率的变化趋势截成多段，用年度变化百分比（annual percent change，APC）和平均年度变化百分比（average annual percent change，AAPC）描述，并对其进行统计学检验。

（2）计算公式如下。

$$\log\left(R_y\right) = b_0 + b_1 y$$

$$APC = \frac{R_{y+1} - R_y}{R_y} \times 100 = \frac{e^{b_0 + b_1(y+1)} - e^{b_0 + b_1 y}}{e^{b_0 + b_1 y}} \times 100 = \left(e^{b_1} - 1\right) \times 100$$

$$APC_i = \left[\text{Exp}\left(b_i\right) - 1 \right] \times 100$$

其中R_y为y年份的发病率，log为自然对数，y为发病年份。APC表示从y年到$y+1$年的变化比例，是描述发病或死亡水平在各段时间内的变化趋势指标。

$$AAPC = \left[\mathrm{Exp}\left(\frac{\sum w_i b_i}{\sum w_i} \right) - 1 \right] \times 100$$

AAPC为年均变化比例，表示整段时间的变化趋势。其中w_i是每一连接点间片段的时间跨度，b_i是该片段的斜率或回归系数。

当APC＞0时，表示发病（死亡）率呈增长趋势；当APC＜0时，代表发病（死亡）率呈下降趋势。当APC = AAPC时，即表示该模型没有发现拐点，发病（死亡）率只是呈单调上升或下降趋势。

（3）模型建立与预测过程。

①将年份和年发病率数据导入Joinpoint分析软件，根据数据特点和时间长度设置合适的连接点数量；

②从连接点为0开始，模型通过最小二乘回归的统计学方式计算拟合值与真实值之间的剩余误差平方和，当剩余误差平方和达到最小时的点即为连接点，选用置换检验方式确定优选模型；

③计算年度变化百分比APC及各连接点出现时所对应的年份，并通过参数估计验证统计意义是否显著。

（4）优点。

1）模型适用广，对数据限制少，尤其适用于长时间序列数据；

2）模型使用简单，可操作性较强。

（5）局限性。

1）疫情监测数据质量的优劣直接影响模型预测结果的准确性；

2）模型变量仅使用内生变量，未考虑其他影响因素变量。

3. 灰色预测模型

（1）基本原理：灰色预测模型是基于灰色系统理论，对变量变化趋势进行系统预测的一种数学模型。GM（1，1）是最基本的灰色预测模型，其建模思想是：首先将无规律的原始数据进行累加，生成有规律的数列，在此基础上建立相应的微分方程求解，从而预测疾病未来的发展趋势。

（2）计算公式如下。

$$\frac{d\hat{Y}_t}{dt} + a\hat{Y}_t = u$$

a为发展系数，其意义是反映疾病的发展趋势；u是控制变量，其大小代表着各因子作用强度，即数据变化关系；对微分方程求解，得到后验差比值（C）和小误差概率（P），从而对预测精度进行等级判定。

（3）模型建立与预测过程。

①原始数据组成原始数列X_t（$t = 0，1，2，3，\cdots，n$）。

②对原始数列进行累加生成数列Y_t。

$$Y_t = \sum_{t=0}^{n} X_t$$

③对累加生成数列Y_t建立GM（1，1）模型，即建立关于$Y（t）$的一阶线性微分方程。

$$\frac{d\hat{Y}_t}{dt} + a\hat{Y}_t = u$$

$$\hat{Y}_t = \left(X_0 - \frac{u}{a} \right) e^{-at} + \frac{u}{a}$$

进而计算原始数据的理论预测值：

$$\hat{X}_t = \hat{Y}_t - \hat{Y}_{t-1}$$

（4）适用条件。

1）适用于小样本的不确定性问题和无严格概率分布要求的数据；

2）处理不确定、不完整和数据质量较差的信息，这部分信息也可称为贫（灰色）信息，经过模型处理，提高其白化度；

3）对具有线性趋势、累加性的数据预测效果好。

（5）优点。

1）不需要大量的监测数据，只需要部分信息即可对性病流行趋势进行建模拟合；

2）对原始数据二次处理，可提高数据平滑度，减少干扰因素的影响。

（6）局限性。

1）对于波动性变化的性病发病数据预测效果较差；

2）对于长期监测资料，由于影响因素复杂、波动性大及离散程度较高，预测效果较差。

（二）传播动力学模型

1. 基本原理

根据疾病的发生、发展、传播规律以及环境变化情况等构建能够反映传染病动力学特性的数学模型，并通过模型模拟疾病的传播过程，反映疾病的传播规律和发展趋势。仓室（SIR）模型是最常用的传染病动力学模型之一，主要原理是将研究人群 $N(t)$ 按疾病状态分为不同的区或仓室，各仓室分别代表着易感者（S）、感染者（I）、移除者或免疫者（R）数量，研究疾病在各个仓室之间的传播率。

2. 计算公式（SIR模型的微分方程）

$$\frac{dS}{dt} = -\beta SI$$

$$\frac{dI}{dt} = \beta SI - \gamma I$$

$$\frac{dR}{dt} = \gamma I$$

β 为传染率系数，γ 为移除比例系数，模型主要输出参数是基本再生数 R_0，$R_0 = \beta S_0 / \gamma$，表示在人群普遍易感的疾病流行初期，一个感染者能够感染他人的数量。若 $R_0 > 1$ 时，则表示疾病处于流行状态；若 $0 < R_0 < 1$ 时，则表示疾病处于消亡状态。

3. 模型参数获得

主要通过查阅相关文献资料获得，从文献中无法获得的，可通过有关专家进行评估和论证获得，或借鉴与我国疾病流行情况相似的其他国家有关数据。由于性病流行情况比较复杂，各种参数的估计差别较大，最终参数的确定还要通过蒙特卡罗模拟以及最小二乘法等方法拟合确定。

4. 模型建立与预测过程

（1）综合考虑研究人群的疾病特点和进程，确定仓室数量和疾病状态转移流程；

（2）确定对应上述转移流程的微分方程组；

（3）计算基本再生数（R_0）；

（4）描述未来性病流行趋势及干预因素对传播的动力学特点影响。

5. SIR模型成立条件

（1）研究人群始终保持相对稳定的状态，不考虑人群中出生、死亡或者流动等情况；

（2）具有一定的传染力，感染者一旦与易感者接触，则必然会传染易感者；

（3）单位时间内从感染者中移出的人数（R）与感染者数量（I）成正比，比例系数为γ，即$\gamma I(t)$。

6. 优点

（1）模拟性病的传播过程，能直接研究不同状态下的疾病转归情况；

（2）传染病动力学模型能够对不完整的疫情监测资料进行估计与拟合。

7. 局限性

（1）动力学模型参数来自文献资料或先验信息，参数设定具有一定的主观性；

（2）传染病动力学模型属于确定性模型中的一种，其简化了性病的传播过程，不能完全考虑到影响性病传播的各种社会、经济、文化等因素，故其预测结果仅作为参考。

四、模型预测效果的评价

采用回归模型对性病疫情趋势进行研判和预测，需要评价其效果。在实际应用中，我们通常使用拟合优度、极大似然法估计准则、残差指标来衡量模型的准确性和有效性。

（一）回归模型拟合优度评价指标

回归模型拟合优度评价指标包括决定系数、调整决定系数。

1. 决定系数

为相关系数R的平方，用R^2表示。R^2值是衡量回归模型拟合优度的统计量，表示回归模型对观测值的拟合程度，代表了模型中因变量可由自变量解释的比例。R^2值的取值范围为0～1之间，R^2值越大，表明回归模型对观测值的拟合程度越好。例如$R^2 = 0.9$，说明所有自变量可以解释因变量90%的变化原因。

2. 调整决定系数

即调整R^2，用R_{aj}^2表示。在多因素回归分析中，有一个很大的不足，随着自变量个数增加，R^2将增大，R^2越大则认为模型拟合越好，但实际上可能是自变量个数增加所致，并不是拟合更好。因此，需要对R^2进行调整。其计算公式如下：

$$调整\ R^2 = R_{aj}^2 = 1 - \left(1 - R^2\right)\frac{(n-1)}{n-k-1}$$

其中n为样本量，k为自变量的个数。可见，调整R^2同时考虑了样本量n和自变量个数k，不会随自变量个数增大而增大。

（二）极大似然法的估计准则

线性回归模型和广义线性回归模型，常使用极大似然法对参数进行估计。极大似然法的估计准则包括AIC（赤池信息准则）、BIC（贝叶斯信息准则）。

AIC计算公式：$AIC = -2LL_{max} + 2k$。其中：LL_{max}为对数似然估计值，k是参数个数。

BIC计算公式：$BIC = -2LL_{max} + k\ln(N)$。其中：$LL_{max}$为对数似然估计值，$k$是参数个数，$N$为样本大小。

可通过比较AIC、BIC值的大小来比较模型拟合效果，如果模型的AIC值和BIC值越小，说明模型估计越准确。

（三）残差指标

在评价回归模型的效果时，我们可能会更关注模型的拟合值与真实值的差异程度，这就是残差指标。一般计算模型的平均残差指标，这是因为若假设残差服从正态分布，残差的均值将始终为0。平均残差指标包括平均绝对误差MAE、均方误差MSE、平均绝对误差百分比MAPE等，其他平均残差指标，如中位数绝对误差MAD、可解释方差分EVS、均方根对数误差MSLE等，使用很少。

1. 平均绝对误差（MAE）

$$MAE = \frac{\sum_{i-1}^{n}\left|\hat{y}_i - y_i\right|}{n}$$

平均绝对误差，又称L_1范数损失，是拟合值与真实值偏差的绝对值之和的平均值，即误差绝对值的平均值。与平均误差相比，平均绝对误差由于离差被绝对值化，不会出现正负相抵消的情况。*MAE*与后面介绍的*MSE*值和*RMSE*值相比，受异常值残差影响较小。因而，*MAE*能更好地反映实际预测误差的大小，用于评价真实值与拟合值的偏离程度，*MAE*值越小，越接近于0，说明模型拟合越好，预测准确性越高。但后面介绍的*RMSE*值仍然使用最多。

2. 均方误差（MSE）和均方误差根（RMSE）

均方误差，又称L_2范数损失，是误差平方和的平均值。*MSE*是衡量模型预测误差的一种常用指标。*MSE*值越接近于0，说明模型拟合越好。*MSE*的计算公式如下：

$$MSE = \frac{\sum_{i-1}^{n}(\hat{y}_i - y_i)^2}{n}$$

均方误差根，是均方误差的算术平方根，为评价回归模型拟合效果最常用的指标。*RMSE*值越接近于0，说明模型预测效果越好。与*MSE*相比，*RMSE*更常用。*RMSE*的计算公式如下：

$$RMSE = \sqrt{\frac{\sum_{i-1}^{n}(\hat{y}_i - y_i)^2}{n}}$$

但均方误差和均方误差根有一个不足：受异常值残差影响较大。

3. 平均绝对误差百分比（MAPE）

平均绝对误差百分比，又称平均绝对百分比误差，是用百分比来表达平均绝对误差。*MAPE*不仅考虑了拟合值与真实值之间的误差，还考虑了误差与真实值之间的比例，*MAPE*值越小，模型效果越好，预测越准确。*MAPE*计算公式如下：

$$MAPE = \frac{\sum_{i-1}^{n}\left|(\hat{y}_i - y_i)/y_i\right|}{n} \times 100\%$$

平均绝对误差百分比与平均绝对误差一样，其优点是不受异常值的影响。

（王雅洁　南方医科大学皮肤病医院）

第十一章
专题流行病学调查

　　专题流行病学调查是性病综合监测的重要组成部分，是在常规开展的主动监测（如患病率及行为学监测）和被动监测（如病例报告）的基础上，针对某一特定需求在相关人群中开展的针对性病流行病学监测及其相关问题（如性病暴发、疫情影响因素）的调查。专题流行病学调查是对常规性病监测工作的重要补充，可以为深入了解性病疫情、指导性病防治实践和评估防治效果提供依据。专题调查不同于一般的流行病学调查，后者是指用流行病学的方法开展的疾病、健康和卫生事件的分布及其决定因素调查，前者是聚焦于特定的疾病现象开展的更加深入的调查和信息收集。

第一节　专题流行病学调查应用范围

　　在性病流行病学监测中，所有在常规主动和被动监测工作中不能涵盖且需要专门通过流行病学调查回答的问题都可以纳入到性病专题流行病学调查的范畴。根据调查的目的和应用范围的不同，性病专题流行病学调查包括但不局限于以下五方面的调查。

一、突发疫情调查

　　在性病监测中，对突发或新发疫情（包括暴发流行）的及时掌握尤为重要。通过性病专题流行病学调查可以了解突发或新发疫情的三间分布及发生的原因等，帮助确定疫情的高风险群体、传播途径和范围等，进而制订相应的应对计划，包括实施必要的隔离措施、提供紧急的医疗服务以及开展预防措施等，从而控制和减少疾病的传播。

二、疫情影响因素调查

了解性病疫情的三间分布及相关影响因素是性病疫情监测的核心任务。然而，在常规性病监测中可以分析影响因素的信息相对有限，往往需要通过专题流行病学调查以获取更多能够分析和解释疫情分布的信息。例如，某地区淋病的报告发病率随时间呈现明显的上升趋势，通过专题流行病学调查可以帮助确定淋病疫情的三间分布和相关影响因素，包括淋病高危人群规模、危险行为改变、检测方法及检测量、诊疗服务及报病行为等因素在地区间或时间上是否有所不同。疫情影响因素调查不仅有助于分析和解释疫情分布的情况，而且可以为制订相应的防治策略提供信息。

三、重点病例个案调查

通过常规的性病主动监测和被动监测可以了解人群的患病、发病状况及其分布情况。然而，常规监测中发现的特殊、重要或少见病例可能需要通过专题流行病学个案调查，进一步了解该病例的传染来源、性接触者等传播网络状况，以及临床表现和治疗情况等，以便评估疾病传播和流行的风险，做好预警预测的工作。此外，个案调查也有助于评估患者的个体情况，为制订个性化的治疗方案提供依据。

四、人群患病率调查

特定人群的专题患病率调查与常规的患病率监测有所不同，后者是在哨点地区规定人群中常规开展的连续系统的患病率调查，以了解人群患病率状况和趋势，前者是在常规患病率监测以外针对特定需求开展的患病率专题调查。患病率专题调查一方面可以了解调查人群的性病患病率及其相关危险因素，为制订相应的干预措施提供依据；另一方面，该调查可以为评估干预措施效果提供基线数据。此外，可以根据专题调查的结果，以及患病率调查内容的重要性和可行性，考虑是否将调查内容纳入常规的患病率监测。

五、其他调查

专题流行病学调查是常规性病监测的重要补充，所有其他有助于性病疫情监测及疫情分析与解释的调查都可以纳入专题流行病学调查的范畴。例如，在卫生行政部门决策者、性病防治业务管理人员、临床服务人员和目标人群中开展针对性病疫情现状的定性访谈。

第二节　专题流行病学调查方法与内容

一、突发疫情调查

突发疫情的专题调查可以帮助确定疫情的传播途径和范围，通过分析病例的时间、地点和人际关系等信息，可以追踪病毒或病原体的传播路径，并及时采取有针对性的控制措施。目前性病涉及的突发疫情相对较少，2022年5月以来在世界多个非流行国家报告的猴痘病例可以成为性病突发疫情的事件之一。猴痘是由猴痘病毒引起的一种病毒性疾病，可通过与具有传染性的人、受到污染的材料或被感染的动物进行身体接触而传播。我国继2022年9月在重庆发现首例境外输入猴痘病例以来，在其他地区也连续发现病例报告，特别是在男男性行为者中。因此，针对猴痘的突发疫情，有必要通过开展专题流行病学调查，了解该病的传播与流行状况。

（一）病例调查

病例调查是针对特殊病例或新发病例开展的专门调查，该调查不仅包括对病例案例进行全面和系统的调查，还需要按照相应的规定进行病例的报告和提供必要的临床管理等。

1. 个案流行病学与临床调查

采用个案调查的方式针对猴痘病例（疑似或确诊病例）开展流行病学调查。病例调查时，要认真、详细地了解和记录病例基本信息、就诊情况、临床表现、转归及实验室检测结果；发病前21天内与可疑感染来源的接触史、接触场所及接触方式；发病后至隔离治疗前的具体活动地点、与其有皮肤或黏膜直接接触者，以及发病前4天内与其有性接触者等信息。

2. 实验室检测

采集病例的相关临床标本（包括痘疱液、皮疹和痘痂和/或病灶的拭子、咽拭子、全血、血清等标本），尽快按程序将标本送至本地疾控机构进一步开展相关病原检测。

3. 病例诊断和报告

各级各类医疗机构发现疑似或确诊病例后，应于24 h内通过中国疾病预防控制信息系统的监测报告管理模块进行网络直报，报告疾病类别选择"其他传染病"下的"猴痘"。

4. 病例管理

疑似和确诊病例应由当地卫生健康行政部门指派的专用交通工具，运送到指定专业传染病治疗机构进行严格隔离观察和治疗。对疑似和确诊病例应严格单人单间隔离，落实污染物处置，并尽快采样开展实验室病原学检测以明确诊断。

（二）密切接触者追踪和管理

1. 追踪调查

根据猴痘病例个案调查获得的信息，及时开展对密切接触者的追踪和调查。主要内容包括基本信息、性行为特征和接触史等。

2. 隔离管理

对疑似和确诊病例的密切接触者要进行登记、集中隔离和医学观察，医学观察期限为21天。

（三）院内感染控制

疑似病例和确诊病例应安置在隔离病房。疑似病例单间隔离，确诊病例需隔离至结痂完全脱落。医务人员执行标准预防，佩戴一次性乳胶手套、医用防护口罩、防护面屏或护目镜，穿一次性隔离衣等，同时做好手卫生。

（四）消毒

按照猴痘病毒的传播途径，重点消毒患者的衣物、毛巾、床单、餐具等个人用品和被患者分泌物污染的物品及其他可能被污染的环境和物体表面。接触患者或被其污染的物品和环境时，应加强个人手卫生。

（五）治疗

目前国内尚无抗猴痘病毒药物。治疗主要包括对症支持治疗和继发性细菌感染的治疗。

二、疫情影响因素调查

病例报告和患病率及行为学监测是性病疫情监测中最主要的组成部分，可以综合反映性病疫情的发病和患病情况。然而，疫情的分布往往会受到诸多因素的影响，特别是在性病监测中广泛应用的报告发病率不仅受到疾病在人群中传播的影响，还会受到许多其他因素的影响，包括政策环境（如颁布了有利于性病防控的政策和规划）、防治环境（如增加了资源投入和加强了防治体系）、社会经济因素（如流动人口的增加）、就诊行为（如主动求医意识的提高）、诊疗行为（如诊断技术的改进）和报病行为（如加强报病相关的培训和督导）等。理论上，如果上述诸多因素在保持相对稳定的情况下，报告发病率的趋势能够反映人群的发病趋势。然而，在某种性病的报告发病率趋势出现明显上升或下降的情况下，可以通过专题流行病学调查方法开展疫情影响因素的调查，以了解影响疫情的主要因素，从而为更好地解读疫情和制定必要的应对措施提供依据。

（一）调查内容

1. 社会经济学特征因素

性病疫情是一个复杂的社会卫生问题，其传播和控制受到众多社会经济学特征因素的影响。具体调查内容主要包括：社会性教育和观念、医疗资源、卫生服务可及性、社会经济水平和移民及流动人口等因素。

2. 政策法规因素

政策和规划的制定和实施对性病疫情的控制至关重要。有效的政策和规划可以提供教育、预防、筛查和治疗机会，从而降低性病的传播率并改善性健康。具体调查内容主要包括：性病筛查和治疗政策、健康教育政策和性病疫苗接种政策等。

3. 监测网络和质量因素

监测网络（主动监测和被动监测）和质量对疫情有重要的影响。具体调查内容主要包括：报病准确性、漏报率、重报率和报病机构类型及培训等。

4. 诊疗服务因素

诊疗行为和服务在性病疫情变化中扮演着至关重要的角色。具体调查内容主要包括：医生诊疗意愿、规范化治疗服务和性伴通知等内容。

5. 实验室检测因素

实验室检测在性病疫情变化中发挥着至关重要的作用，检测方法、检测灵敏度以及检测量对于性病的预防、诊断和控制具有重要意义。具体调查内容主要包括：检测方法灵敏度和特异度、检测量和检测阳性率等。

（二）调查方法

疫情影响因素调查通常采用生态学调查、定性访谈和定量调查等综合的调查方法。通过生态学调查关注社会、环境和经济等因素，利用地理信息系统技术分析卫生设施分布、医疗机构特征、人口密度和社会经济特征等，以揭示地域差异对性病传播的潜在影响。定性访谈将深入了解个体层面的行为、性健康知识、观念等，通过面对面访谈收集相关信息。定量调查将依托医疗机构报告、实验室检测数据和个案调查等，通过统计分析性病病例的时空分布和趋势，量化不同因素对疫情传播的影响程度。通过开展疫情影响因素的综合调查有助于全面把握性病传播的多层次影响，为制订有针对性的预防和干预策略提供科学依据。

三、重点病例个案调查

在性病临床实践或监测工作中有时会发现一些可能会影响疾病传播和流行的重点病例，对这样的病例开展专题个案调查一方面可以增加对该疾病全面系统的了解，同时也有助于确定该疾病（或其特殊亚型）的传染来源、传播途径和目标人群等，从而为评估可能的传播与流行风险，以及制订相应的应对预案提供依据。

（一）调查内容

主要包括年龄、性别、居住地、职业、旅行史等一般的人口学资料；调查患者的发病时间和地点、就诊医院或诊所、症状的发展过程、就医的时间点和次数、诊疗方案、并发症和实验室检测结果等；调查患者的性伴情况、安全套使用情况等性行为特征。对于个别疾病还需要确定疫源地的范围和接触者从而指导医疗护理、隔离消毒、检疫接触时间等。

（二）调查方法

个案调查的对象数可以是一个患者、一个家庭或一个疫源地等。个案调查一般无对照，也无人群有关变量的资料。调查方法主要是通过开展现场调查实施。针对传染病报告这类经常进行的个案调查应编制个案调查表，问卷内容根据疾病的特点制订，对病例、病例所在家庭及周围人群调查询问或深入调查。在进行针对性病等敏感性疾病的流行病学调查时需要特别注意保护被调查者的隐私和尊严，同时确保收集到准确、可靠的数据。①在进行调查之前，必须获得参与者的知情同意。被调查者应该清楚了解调查的目的、内容以及他们的参与权利。②确保被调查者的个人信息得到保护，采取匿名或者编码方式收集数据，避免泄露个人身份。③对调查者进行专业培训，确保他们能够正确地进行调查，尊重被调查者的权利和隐私。

四、患病率或行为学专题调查

在性病监测中可能会出现常规的性病患病率及行为监测不能覆盖的内容或者需要进一步监测的内容，可以通过患病率或行为学专题调查加以实现。患病率或行为学专题调查是根据监测的特殊需求开展的一次性调查，可以根据专题调查的结果以及重要性等，考虑是否有必要将专题调查的内容纳入到常规患病率及行为学监测工作中。

（一）调查内容

收集的资料主要包括一般人口学特征（如年龄、性别、婚姻状况和教育程度等）和性行为特征（安全套使用情况、性伴侣个数、商业性行为等），同时开展性病实验室检测，确定人群患病率。

（二）调查方法

调查方法的确定应以调查目的为依据，根据调查目的确定采用普查或抽样调查的方法。在性病患病率调查中，由于研究对象来源的限制和资料获取便利性等因素，方便抽样使用较多。

调查方法一般有三种。第一种是通过医疗机构实验室检查，如梅毒、艾滋病感染等，可通过实验室查询相关检测信息。第二种是通过专项调查对研究对象进行调查，来获得暴露或疾病的资料。调查前根据调查目的和疾病种类制订调查表，计算调查样本量，确定抽样方法等。第三种是利用常规资料。具体可采用：①常规登记和报告，利用疾病报告登记、体检记录、医疗记录或其他现有的有关记录资料；②临床检查及其他特殊检查的有关资料，即收集各种医学检查和为特殊目的进行的检查数据，例如入学和入伍前体检报告等。

（赵培祯　南方医科大学皮肤病医院）

第十二章
性病综合监测相关资料收集

性病综合监测相关资料是指能够提供性病常规监测以外信息，或有助于分析和解释性病监测结果的相关资料，通常包括社会人口学资料、医疗机构诊疗数据、公共卫生服务资料和其他流行病学数据等相关的资料，从这些资料中获取的信息是常规监测数据的重要补充。

第一节　资料类别与收集方法

一、资料类别及来源

（一）社会人口学资料

社会人口学资料可以用于性病人口学分布情况的描述，主要包括人口数量、性别构成、年龄结构、民族分布、流动人口规模，以及与人口相关的社会、经济、文化等方面的数据。

社会人口学资料有多个来源渠道，主要包括：①政府统计数据，政府机构如统计局、卫生局、教育局等定期发布的地区年鉴、统计公报等；②其他来源，包括公开发表的数据、学术交流的数据等。

（二）医疗机构资料

医疗机构资料主要涉及医疗资源情况，包括医疗机构的数量、性质和服务能力等情况。在医疗机构内可以收集不同科室的门诊量、患者构成情况、检测方法及其检测量、治疗数量等信息。

医疗机构资料主要来源于政府统计数据、官方发布的卫生统计年鉴等；医疗机构内的资料主要来源于医院信息系统（hospital information system，HIS）和实验室信息系统（laboratory information system，LIS），以及医疗机构内登记或统计的其他信息。

（三）科研研究数据

针对性病开展的流行病学研究，如男男性行为人群梅毒患病率的多中心研究、暗娼人群安全套使用率调查等，都可以作为性病监测数据的重要补充。目前我国的性病主动监测在连续性和代表性方面仍存在一些不足，对各地开展的性病流行病学及行为危险因素、性病病原体抗生素耐药性调查等相关资料进行收集、分析和利用有利于提高我国性病监测的质量。

研究数据的收集主要是通过常用的学术文献数据库（如维普期刊、PubMed）进行检索，也可以通过其他互联网平台进行查询。

二、资料收集方法

不同类型资料可采用不同的资料收集方式，主要有信息系统数据导出、文献查询、公开资料查询、网络数据查询等方法。

信息系统数据导出是将存储在系统中的数据按照一定的规则和格式导出成外部文件或数据流，以便进行进一步的处理和分析。根据数据量大小和导出频次，可采用前端导出、后端导出和搭建文件导出服务等形式。前端导出适合在数据量较小或只允许用户每次导出少量数据的情况下使用。这种方法的优点是成本低，服务端只承载数据查询的压力，减轻了对数据库的负担。当数据量较大时，可通过后端服务生成Excel文件，并通过数据流的形式进行输出，这种方法可以有效地处理大量数据的导出任务。对于经常需要进行数据导出的系统，可以搭建一个专门的文件导出服务，这种方法的优点是可以实现高效、稳定的数据导出。在进行数据导出前，需要根据系统要求编写相应的脚本程序并测试，确保导出的数据准确无误；在数据导出完成后，需要验证数据的准确性和完整性。医疗机构资料、公共卫生服务资料等可通过上述方法收集。

文献查询指通过一定的途径和方式搜索和获取文献资源，主要包括学术数据库、图书馆、学术搜索引擎、开放资源网站检索等方式，部分资料还可通过各地档案馆进行查询和利用。利用学术数据库是文献查询的主要方式之一，如中国知网（CNKI）、万方数据、维普网等，这些数据库提供了大量的学术期刊、论文、会议论文、专利等资源。无论是实体图书馆还是数字图书馆，都拥有丰富的文献资源，可以利用图书馆的目录检索系统，查找馆藏的图书、期刊等，很多图书馆还提供电子文献传递服务，方便用户获取非馆藏文献。常用的学术搜索引擎有Google学术、百度学术等，这些搜索引擎可以检索到学术网站、期刊论文、会议论文等资源。越来越多的学术文献开放检索和获取，可以通过DOAJ（Directory of Open Access Journals）等平台开放获取期刊目录查找相关文献。文献查询法可用于社会人口学资料、公共卫生服务资料、科研资料等的收集。

公开资料收集是指通过政府公开数据平台、网站，商业数据平台等查询和下载相关资料。许多国家政府和机构会公开各种数据和资料，供公众查询和使用，例如中国国家统计局、美国人口普查局网站等；一些商业数据平台、行业协会和组织也会定期发布与该行业相关的数据和资料，可通过其官方网站或会员服务获取。具体收集渠道主要包括：①政府机构，如统计局、部门网站等，通常发布大量官方数据；②学术机构，高校、研究机构会发布最新的研究成果和相关数据；③行业协会，会定期提供特定行业的数据、报告和趋势分析等资料；④公共图书馆，会向社会免费提供图书、期刊和报纸等丰富的资料资源；⑤互联网，包括各种公开数据库、新闻网站和社交媒体等，可以获取所需的相关资料。部分社会人口学资料、公共卫生服务资料等可以通过相关的公开资料渠道获取。

网络数据采集是指利用互联网搜索引擎技术实现有针对性、行业性、精准性的数据抓取，并按照一定规则和筛选标准进行数据归类，形成数据库文件的过程。进行网络数据收集可通过多种方法来实现，主要包括三种。①网络爬虫。自动抓取互联网上的信息，通过预设的规则和算法，对网页进行遍历和数据提取。②API接口。通过调用网站提供的API接口，获取网站的数据，例如获取天气数据、股票数据、新闻数据等。③数据采集工具。使用专门的数据采集工具，例如八爪鱼、火车等软件，进行网络数据的抓取和提取。在进行网络数据采集时，需注意一方面应避免采集和使用涉及个人隐私的信息，另一方面要采取相关的安全措施保护自身数据的安全。

第二节　质量控制

在资料收集过程中需要采取质量控制措施以确保所收资料的准确性、完整性和可靠性。常用的质量控制措施包括六种。①明确资料收集目标和范围。提前明确所需资料的具体目标和范围，有助于缩小资料的搜索范围，提高收集效率。②制订资料收集计划。包括所需资料的类型、来源、收集方法、时间表和人员分工等。③选择合适的收集工具和方法。如文献查询、网络数据采集等。④标准化数据收集过程。采用统一的标准和规范进行数据收集，以提高数据的一致性和可比性。⑤数据验证和核实。可以采用多种方法进行验证，如与其他来源的数据进行比对、对数据进行逻辑检查等，以确保数据的真实性和可靠性。⑥加强培训和指导。加强对参与资料收集人员的培训和指导，提高其对数据质量和准确性的认识和技能水平。

（熊明洲　南方医科大学皮肤病医院）

第十三章
监测结果的分析利用

通过监测工作的实施和对监测结果的科学分析和利用，我们可以全面了解性病的流行特点和变化趋势、传播与流行的相关因素等，为制定防治政策、调整防治策略和评估防治效果等提供重要依据。因此，监测结果的分析利用是性病综合监测重要的工作内容之一。

第一节　数据库建立与管理维护

一、监测数据来源

性病监测数据来源于监测工作实施过程中收集到的所有数据，以及为了加强性病监测收集的其他相关数据。

（一）病例报告

病例报告数据是基于法定报告传染病报告系统收集的数据，即各级各类医疗机构通过中国疾病预防控制信息系统上报法定报告性病（梅毒和淋病）患者的社会人口学以及疾病诊断的信息。在全国105个监测点地区及部分省份或地区，同时将3种重点防控的性病（生殖道沙眼衣原体感染、尖锐湿疣和生殖器疱疹）也纳入常规的病例报告范畴，同样通过中国疾病预防控制信息系统上报相关信息。该系统由疾病预防控制机构（包括性病防治业务管理机构）负责审核和质量管理等。

（二）患病率监测

性病患病率（包括行为学监测）监测是主动监测工作的主要数据来源，是指在规定时间段内在监测哨点的目标人群中开展调查，收集社会人口学、行为学和患病状况的数据。这些数据主要来源于问卷调查、临床体检和实验室检测等。

（三）耐药监测

性病耐药监测是在监测哨点（如全国淋球菌耐药监测系统中的医疗机构）开展的流行病学和临床信息收集、临床标本（如淋球菌临床分离株）收集，耐药监测的数据主要来源于调查登记表收集的信息和抗生素耐药检测（如最小抑菌浓度、突变基因检测）数据等。目前，我国的性病病原体抗生素耐药监测主要针对淋球菌开展，其他病原体（如梅毒螺旋体）的耐药监测主要通过专题调查的方式开展。我国性病病原体抗生素耐药监测主要通过主动监测方式开展，基于医疗机构常规开展的抗生素耐药的被动监测仍然处于起步阶段。

（四）医疗机构信息

指区域或医疗机构开发使用的医院信息系统（HIS）和实验室信息系统（LIS）等涉及泌尿生殖道感染和性病筛查、检测、诊断等的信息。

（五）专题调查

指针对性病检测需求以及性病监测中出现的现象和问题等，由性病监测业务管理机构组织开展的针对特殊目的的专题调查。

（六）其他

为了有效分析监测数据和补充监测信息的不足，通过其他来源（如政府发布数据、科研文献）收集相关信息，包括社会人口学信息（如人口出生、人口流动）、卫生经济学信息（如公共卫生投入）和科学研究数据等。

二、数据库建立

数据库是结构化信息或数据的有序集合，一般以电子形式存储在计算机系统中，数据库应具备结构化、共享性高、冗余度低、易扩充等特点。性病监测数据库主要来源于现有数据库的下载和新数据库的建立。

（一）下载数据库

可从性病相关的监测信息系统如中国疾病预防控制信息系统下载数据库。具体下载方法是，获得授权人员通过输入证书口令登录系统，选择传染病监测模块，进入监测报告管理，点击病例报告模块进入病例报告列表界面，通过选择界面参数，包括疾病诊断、日期、地区/单位、审核状态、患者姓名或社会人口学信息等，查询需要的数据，利用系统病例报告列表的新增、查重和审核功能对数据进行初步整理，最后点击导出按钮即可获得筛选、整理后的Excel表数据库。

（二）新建数据库

可利用数据录入和管理软件，新建性病监测数据库。常见的软件有Excel、EpiData、SPSS和Access等。以EpiData为例，作为一个免费的数据录入和数据管理软件，EpiData具有直观方便、简单易学、实用性强等优点，被广泛应用于录入原始资料和建立EpiData数据库。可在www.epidata.dk获取该软件最新版本，无须注册，直接下载安装使用。根据软件窗口的流程栏依次操作即可完成数据库的建立，包括6个步骤：打开并建立QES文件，生成REC文件，编辑CHK文件，以及数据录入、处理、导出。具体为安装EpiData软件，启动后点击文件菜单中的"生成调查表文件"生成空白表，按照调查问卷的版面格式建立调查问卷数据库结构，文件名后缀为".qes"。点击"生成REC文件"，将刚才建立的".qes"文件生成".rec"文件。使用工具栏菜单"建立CHK文件"对".rec"文件设立录入逻辑控制，并添加数值标签。完成数据库建立后，进行数据录入时尽量用英文定义变量名，用中文标记，以方便数据在不同软件的转换导入及后续查找。录入数据应尽量使用双人双轨录入，保证录入数据的准确性。如果经一致性检验，发现双录入结果有差异，".not"文件将明显标注出不一致的案例和变量，录入者应根据原始数据进行核查，并修改为正确数据。

三、数据库维护

由不同来源的数据建立的数据库在分析之前需要对数据库进行必要的整理和维护，需要对数据整理制订相应的方案（如数据删除的准备、数据缺项的处理），以便在整个数据整理中保持统一的标准，并且对所有数据整理过程进行详细的记录，以便对数据整理的过程进行溯源。

（一）数据库核查

数据录入后，必须对录入数据进行核查，包括逻辑检查、数据核对和初步的数据质量判断等。逻辑检查是指逐一审核录入数据变量之间的逻辑关系，避免存在前后不一或者极值异常的数据。数据核对指将原始数据与录入数据核对，更正有误数据。数据质量判断指基于数据生产全过程，从真实性、准确性、完整性、及时性、协调性等方面对数据质量进行综合评价，后续可用于对监测结果的讨论。

（二）数据库预处理

1. 重复值、缺失值和离群值处理

可以通过标识编码、个人信息等字段或变量发现重复值，根据数据收集时间、质量等实际情况来判断重复值的取舍。当缺失值较少，属于随机缺失，可以考虑删除对应样本信息，也可以为缺失值寻找替代值，常用方法有先验法、均数替代法、回归估计法等。一般通过直方图法、箱式图法或拉伊达准则识别离群值，判断取舍前应明确生成离群值的原因。

2. 数据脱敏

是指对某些敏感信息按脱敏规则进行数据的变形，实现敏感隐私数据的可靠保护。一般来说，性病监测原始数据转化为监测数据库时，要将个人敏感信息，如姓名、手机号码和身份证号码等进行数据脱敏，即用编码或编号代替可以识别个人的敏感信息，以符合伦理道德原则，保护个人隐私，增加信息安全。

（三）数据库格式转化

从各种监测信息系统中下载的原始数据一般存储在Excel文件中，要对该部分数据进行进一步统计学分析，须将Excel文件格式导入专业统计分析工具，如SPSS、SAS等。以SPSS为例，导入方式有很多种，常见的方式是打开SPSS，依次点击"文件"和"打开"，选择"数据"，弹出"打开数据"对话框，在"文件类型"处的下拉菜单中选择"Excel（*.xls、*.xlsx、*.xlsm）"项，在"文件名"处选择"查找范围"，找到所需要导入的Excel文件，点击"打开"，弹出"打开Excel数据源"对话框。在"打开Excel数据源"对话框里，可以根据自己的需要设置相关参数，设置完毕后，点击"确定"，即可完成导入。如果是储存在EpiData中的原始数据，须在对应软件的工具栏将数据导出为DTA文件，再从SPSS中利用上述步骤导入数据。

四、数据库管理

（一）安全管理

开展性病监测的医疗机构应按照有关法律法规的规定，参照国家信息网络安全标准，履行数据安全保护义务，通过以下管理和技术手段保障数据安全。

1. 建立安全管理制度

加强数据安全的管理，明确各部门主体责任，并通过安全责任书（包括签署保密协议）等方式，规范数据管理部门、业务部门、信息部门在全生命周期数据安全管理中的权责。

2. 加强安全意识的培训

针对操作规程及技术规范，加强数据管理和使用人员的信息安全知识培训，防止出现由于工作态度、工作作风等各种人为因素导致的数据安全事故。

3. 加强数据全周期管理

在数据收集、存储、传输、处理、使用、交换、销毁等全周期的各个环节加强安全管理，防止数据安全事件发生。

4. 提升数据安全保障措施

采取相关技术和措施（如防火墙、数字签名与认证、入侵检测等）提升数据库安全性，通过用户身份验证、加密处理、专用电脑及开机密码等方式避免数据库被盗用。

5. 做好数据库安全应急处置

一旦发生个人信息和数据泄露、毁损、丢失等安全事件，或者发现网络存在漏洞隐患、网络安全风险明显增大时，应当立即启动应急预案，采取必要的补救和处置措施，及时告知相关主体，并按照要求向有关主管监管部门报告。

（二）日常管理

1. 定期检查数据库运行

定期登记数据库服务器运行记录，及时发现服务器存在的故障并尽早报告和解决，避免影响数据收集和存储的正常运行。

2. 做好数据库文件备份

在数据库正常运行的基础上，定期对数据库文件进行必要的备份，防范数据丢失或恶意攻击等风险。

3. 加强规范数据库管理

由专人管理监测数据库，制定数据库使用的相关规定和审批流程。在没有获得授权（履行申请手续并获得同意）的情况下，其他人不可以访问或调用数据库，调用的数据库不可以备份或转交其他人使用。

第二节　常用分析方法与结果利用

性病监测数据分析的目的是系统了解性病相关的发病与患病情况、性病相关的知识与行为情况，以及这些情况的相关因素和时间趋势等。因此，监测数据分析与利用通常是指围绕这些目的开展的测量指标的分析及分析结果的应用。

一、常用测量指标

（一）发病频率

1. 发病率

（1）定义。

发病率是疾病发生频率的指标，反映疾病对人群健康的影响，也可描述疾病的分布。某种性病发病率是指一定时期内，一定范围人群中某种性病新病例出现的频率。通过比较不同特征人群的性病发病率，可以了解性病流行特征，探讨病因或评价防治措施的效果。计算公式为：

$$某种性病发病率 = \frac{一定时期内某人群某种性病新发病例数}{同时期该人群暴露人口数} \times K$$

K取值一般为10万，同时期该人群暴露人口数一般以当地平均人口数计算，即年初人口与年终人口数之和除以2。

（2）注意事项。

①分子是一定时期内性病的新发病例数。若在观察期间内同一人多次发病时，则应计为多个新发病例数，比如同一患者1年内多次感染淋病。分母中的暴露人口数是指该观察期间内，一定范围人群中可能发生该种疾病的人数，对于那些不会罹患该疾病或者已经发生该疾病的人则不应计入分母。例如接种了HPV疫苗的人，理论上不应计入暴露人口。②某些性病的发病时间难以确定，比如隐性梅毒、生殖道沙眼衣原体感染等，则不适宜计算发病率。如果将初次诊断时间作为发病时间，可能造成统计年份该性病发病率虚高的现象。要注意，尖锐湿疣与生殖器疱疹必须报告首次发病病例，复发病例不纳入其发病率计算。③通常以病种、性别、年龄等分别计算专题性病发病率。专题性病发病率分母必须为直接产生分子的暴露人口，比如计算男性性病发病率，计算公式的分母应为当地男性人口数，而不是当地平均人口数；计算胎传梅毒发病率，计算公式的分母应为当地活产数或"0岁"组人口数。④用于不同地区之间性病发病率比较时，须对年龄等因素进行标化，可选择以标准人口的年龄别人口数进行计算。另外，还需考虑不同地区性病诊断水平、报告水平和漏报率等，否则其发病率之间无可比性。

2. 发病密度

（1）定义。

发病密度是用人时为单位计算出来的发病频率指标。发病密度一般用于动态队列研究，当研究对象进入队列时间先后不一时，或者出现失访和研究结局时，可计算对应人时。计算公式为：

$$某种性病发病密度 = \frac{一定观察期内某人群某种性病新发病例数}{观察时期内该人群总人时数} \times K$$

K值一般取10万人年为单位。

（2）注意事项。

①一般通过前瞻性队列研究获取某种性病发病密度，研究对象在基线调查中一般不患有该种性病。②结局变量可设置为定性的，如观察期间内研究对象被首次确诊为该种性病；也可以是定量的，如梅毒血清抗体的滴度。③分母总人时（以人年为例）的计算，可根据个人为单位精确计算暴露人年，再计算观察人群的暴露人年总和；也可用平均人口数乘以观察年数近似计算总人年数。

（二）患病频率

1. 患病率

（1）定义。

患病率也称现患率或流行率，某种性病的患病率是指特定时间内一定人群中某种性病新旧病例所占比例。相比于时点患病率，性病监测中一般观察的是期间患病率，常用于性病重点人群危险行为因素调查。计算公式为：

$$某种性病期间患病率 = \frac{某观察期间一定人口中现患某种性病新旧病例数}{同期平均人口数（被观察人数）} \times K$$

K取值一般为100%、1000‰和10000‰等。

（2）注意事项。

①性病患病率一般适用于对梅毒、淋病、生殖道沙眼衣原体感染、单纯疱疹病毒Ⅱ型（HSV-2）感染等性病的描述。②实际工作中，患病率的计算要遵循最小样本量的要求，取决于被调查人群的估计或预期的患病率及其估计精度，以及是否用来观察不同时间的趋势等。监测患病率随时间的变化趋势时，对样本量的要求应相对提高。

2. 感染率

（1）定义。

性病感染率是指在某段时间内能监测到的整个人群样本中，某性病现有感染人数所占的比例，常用于研究性病的感染情况和流行态势，分析防治工作的效果，也可为制订防治措施提供依据。计算公式为：

$$某种性病感染率 = \frac{受检者中某种性病阳性人数}{受检人数} \times 100\%$$

（2）注意事项。

①需明确所研究性病的诊断和实验室检测方法。比如计算梅毒感染率时，要明确现症梅毒的诊断标准，即综合非梅毒螺旋体抗原血清试验和梅毒螺旋体抗原血清试验的结果进行判断，只有其中1项阳性则不能确定现症梅毒感染。②注意区分某种性病患病率、感染率和抗体阳性率3个不同概念和应用场景。

（三）发病风险指标

1. 相对危险度（RR）

（1）定义。

RR指暴露组与对照组危险度的比值，用以反映暴露于发病关联强度的指标。其公式为：

$$RR = \frac{I_e}{I_0}$$

式中I_e和I_0分别为暴露组和对照组的发病频率指标，该频率可以用累积发病率或者发病密度来表示。

（2）注意事项。

RR适用于队列研究或随机对照试验。即RR值越大，表明暴露的效应越大，暴露与结局关联的强度越大。RR值等于1，说明暴露与疾病之间无关联，RR值大于1，说明暴露因素是疾病的危险因素；RR值小于1，说明暴露因素是疾病的保护因素。

2. 比值比（OR）

（1）定义。

OR是病例组和对照组暴露比值的比，又称优势比或交叉乘积比。OR是描述病例对照研究中疾病与暴露之间关联强度的指标，指暴露者感染某疾病的危险度是非暴露者的多少倍。在病例对照研究中，单因素分析的OR可用下式计算：

$$病例组的暴露比值 = \frac{a/(a+c)}{c/(a+c)} = a/c$$

$$对照组的暴露比值 = \frac{b/(b+d)}{d/(b+d)} = b/d$$

$$比值比OR = \frac{病例组的暴露比值}{对照组的暴露比值} = ad/bc$$

式中a、b、c、d的含义见表13-1。

表13-1　疾病病例分组和暴露关系四格表

暴露	疾病		合计
	病例	对照	
有	a	b	$a+b = n_1$
无	c	d	$c+d = n_0$
合计	$a+c = m_1$	$b+d = m_0$	

（2）注意事项。

OR值主要应用于病例对照研究，是反映疾病与暴露关联程度的指标。OR值等于1，说明暴露与疾病之间无关联；OR值大于1，说明暴露因素是疾病的危险因素；OR值小于1，说明暴露因素是疾病的保护因素。

（四）趋势性指标

如报告病例数增长率和报告发病率增长率。

1. 定义

某种性病的增长率常用于比较不同时间段性病报告病例数或性病报告发病率之间的变化趋势，一般与上年同期比较，即同比增长率，或与本年上期比较，即月份环比增长率或季度环比增长率。还可以计算每年该种性病报告发病率的增长速度，即年均增长率。上述指标的计算公式分别为：

$$报告病例数增长率 = \frac{本期某种性病报告病例数-同期(或上期)某种性病报告病例数}{同期(或上期)某种性病报告病例数} \times 100\%$$

$$年均增长率 = \left[\sqrt[(n-1)]{\frac{a_n}{a_1}} - 1 \right] \times 100\%$$

$$报告发病率增长率 = \frac{本年某种性病报告发病率 - 上年某种性病报告发病率}{上年某种性病报告发病率} \times 100\%$$

其中a_1为第1年的发病数或发病率，a_n为统计时段内最后1年的发病数或发病率，根号开$(n-1)$次方。

2. 注意事项

不能计算发病率的性病，其报告病例数不宜用于反映发病趋势。不宜用多年的性病发病率数据计算平均发病率，因为其结果无法解释实际的性病发病趋势。

（五）其他频率型指标

1. 性病预防知识知晓率

（1）定义。

如涉及艾滋病、性病的传播和预防的核心知识，调查一般采用中国疾病预防控制中心性病艾滋病控制中心等机构编制的《HIV预防知晓率调查问卷》和《梅毒预防知晓率调查问卷》，每份问卷分别有8个条目，答对6个及以上定义为对该种性病知晓。

$$某种性病知识知晓率 = \frac{调查对象中知晓某种性病的人数}{调查应答人数} \times 100\%$$

（2）注意事项。

计算公式中的分母应为对所有调查问题都有应答者，如果调查对象对任一问题无应答，则进行计算时以缺失值处理该例数据。在分析时，将回答为"不知道"者判为不知晓。另外还可分析每个问题回答正确的比例。

2. 安全套使用率

$$安全套使用率 = \frac{一段时期内坚持或没有坚持使用安全套者人数}{调查应答人数} \times 100\%$$

（1）定义。

安全套使用率指一段时期内调查对象坚持或没有坚持使用安全套的比例。分子为在调查问卷中对问题"近期性行为中是否坚持使用安全套？"回答为"是"的人数，分母为对该问题进行回答的人数。

（2）注意事项。

无应答和拒答者不计入分母。还可以进一步调查安全套使用情形，如安全套破裂等。

（六）疾病负担评价指标

疾病负担评价指标包括病残率、潜在减寿年数（potential years of life lost，PYLL）、伤残调整生命年（disability-adjusted life year，DALY）、质量调整生命年（quality-adjusted life year，QALY）等。性病监测可使用$QALY$，$QALY$是一种将生命的持续时间及生活质量的变化结合起来衡量健康的指标，通常表示为以健康效用值作为生命质量权重调整后的生存年数，具体为某健康状态下生活的年数与该状态下健康效用值的乘积。$QALY$的计算总体上分三步：第一步描述健康状态；第二步建立健康状态的评分值，即健康相关生命质量权重；第三步整合不同健康状态的评分值和相应寿命。其计算公式为：

$$QALY = \sum（生存年 \times 权重）$$

生存年是指生命中的某一时间区间。权重是指生存年的权重，也可以称为生存年的健康效用值，在0~1区间取值，权重取值0代表死亡，取值1代表完全健康。计算性病患者的$QALY$常用于性病干预措施的卫生经济学评价。

二、常用描述与分析方法

（一）病例报告资料分析

一般使用描述性分析方法，即利用监测数据描述性病在不同时间、地区和人群的分布特点，为形成病因假设、探索影响因素提供初始数据和线索。

1. 时间分布

在性病监测中，性病的时间分布可以从短期波动、周期性和长期变异等3个方面进行描述。描述的形式多种多样，但仍以作图法描述为主，如绘制直方图、线图、半对数线图等。监测人员或机构可以通过图表观察性病在不同时间的发病规律及变化趋势。

图13-1是某市某区2022年5种性病报告病例数的时间分布描述，由图可

见，5种性病的报告例数随月份的变化情况都有所不同。衣原体感染是报告病例数最多的性病，存在4月、8月、11月三个报病高峰。从全年来看，5种性病在2月整体都呈下降趋势，在4—5月、8—9月报告病例数达到顶峰，梅毒报告病例数11月后呈快速增长趋势。淋病报病病例全年相对平稳；生殖器疱疹是报告病例数最少的性病，报告病例数相对平稳。

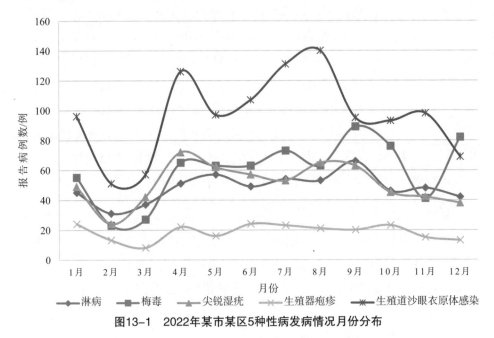

图13-1   2022年某市某区5种性病发病情况月份分布

2. 地区分布

性病监测的地区分布描述比较不同国家、地区之间性病分布频率的差异，可以通过作图使数据可视化，通过一系列计算和图形，分析出性病疫情相对高发的区域，为随后探索影响因素奠定基础。一般以标准地图作为分析基准，常见有点图和片图。点图是指用点的密度来表示发病数的大小，其优点是可表明病例的确切位置，显示病例与病例、病例与背景之间的关系，但没有考虑到人口分母的影响，无法判断病例多的原因。根据病例在点图中的具体分布，可以利用二项分布或泊松分布的独立性特征，进一步分析病例的聚集性。片图也称面积图，用颜色的深浅来表示发病率的高低，颜色越深，表明发病率越高，反之越低。其缺点是不能显示病例的确切位置，地图的其他信息将被掩盖，且无法显示同一区域内的发病率差别。常用的作图软件有Epi Info、MapInfo、

ArcGIS等。

3. 人群分布

性病监测数据人群分布特征的分析主要集中在性别、年龄和行为方式等特征的分布特点。利用监测数据分析性病在不同人群中的分布特征，有利于发现高危人群和易感人群，为提出有针对性的防治措施提供依据。

在实际应用中，常综合时间、地区和人群整体描述疾病流行特征，发现差异性特点，调查分析差异性原因和影响因素。

（二）患病调查资料分析

1. 特征描述

对调查人群进行一般特征性描述，如测量（计量）资料的平均水平和离散程度、属性（计数）资料的构成情况。对定量变量进行分析要先区分变量数据类型，调查对象年龄、首次性行为年龄等变量属于连续型变量，可计算均数、中位数或标准差等；最近1年固定或偶然性伴侣数、平均每年性病或HIV检测次数等属于离散型变量，可计算中位数、四分位数等。对于分类变量，如既往是否确诊过梅毒、最近一次性行为中是否坚持使用安全套等，可计算分析目标的概率或构成比。

2. 频度计算

患病调查资料可以整理成四格表的形式（参考表13-1），通过进一步计算得出患病率、感染率和暴露率等指标。

3. 关联分析

即分析暴露因素与感染之间的联系，常通过Pearson χ^2检验或趋势性χ^2检验初步分析男男同性性行为人群感染性病的影响因素。例如，在性病监测数据中，结局变量一般为监测人群性病是否为阳性，其反映性病发病率或感染率是否有随着分组顺序增加或减少的趋势。分析中国疾病预防信息系统收集的梅毒监测数据得出，2000—2013年我国梅毒报告发病率呈增长趋势（$\chi^2 = 230.72$，$P < 0.01$），说明报告发病率随着年份增长。常通过Logistic回归分析处理二分类变量或多分类变量资料。如果监测对象的性病疫情相关信息较丰富，如包含了人口学信息、行为学信息和多种性病实验室检测结果，可以利用该方法分析数据。利用该方法可同时完成单因素分析和多因素分析，并计算*RR*值、*OR*值或调整*OR*值。

（三）疫情预警和预测

预警是指根据传染病疫情报告、监测资料，或者国际、国内疫情信息，对某种传染病或不明原因的疾病进行分析评估，对可能引起的传染病在人群中发生、暴发和流行发出警示信息，并采取应对措施。预测是指通过复杂的预测模型对性病未来发生水平和发生趋势进行定量分析，指导防治规划的制订，主要通过数学模型的计算实现。预测可分为长期预测（5～10年）、中期预测（3～4年）和短期预测（1～2年）。如通过历史发病水平资料进行预测，则使用时间序列分析法；基于疾病流行因素的预测模型可采用聚类分析、回归分析、判别分析等多元分析方法构建。相关内容请参考本书第九章。

三、监测结果利用

监测结果的及时反馈和充分利用不仅是性病监测的基本原则，也是建立监测体系和开展监测工作的目的。

（一）开发技术报告

监测报告是监测数据的总结，根据监测周期可分为日报、周报、季报和年报；根据报告使用对象和撰写目的可分为技术报告、行政报告、媒体报告等。性病监测报告一般分为工作背景（包括监测体系介绍）、疫情描述（包括疫情概况、分布状况）、疫情的重点发现（包括需要警示的疫情）、基于疫情现状的讨论与建议等部分。为了更加方便监测报告的阅读，可以在详细报告的基础上提供一个摘要，撰写主要的疫情发现和重点建议。此外，可以通过图和表的方式呈现监测的结果。

（二）提供循证依据

1. 提供政策制定依据

性病防治政策制定是基于对疫情形势评估的基础之上，对性病疫情全面和系统的分析可以作为政府制定相应政策和规划的依据。例如，我国2010年下发的《中国预防与控制梅毒规划（2010—2020年）》就是基于当时对我国梅毒疫情的全面分析，发现梅毒（包括一期和二期梅毒）发病率呈现快速上升势头后制定的。

2. 提供策略调整依据

性病防治策略实施后往往需要根据疫情变化和防治技术改进等因素进行必要的调整。因此，疫情分析的结果可以为性病防治提供必要的依据，以便提高性病防治的针对性和有效性。例如，从我国在暗娼人群中开展的患病率监测可见，不同场所提供性服务的女性人群在性病感染和传播风险上有明显的不同，低档场所（如出租屋）提供性服务的暗娼具有最高的风险。因此，在针对性服务女性的性病防治策略中应将低档场所的暗娼作为优先重点人群进行综合干预。

3. 提供疫情预警依据

性病监测预警是有效防范和化解严重性病传播和流行风险的第一关口，是通过长期、连续、系统地收集、整理、分析和解释性病在人群中的动态分布及其影响因素，在严重性病暴发、流行发生前或早期发出警示信号，以提示流行范围可能扩大的风险。例如，广东省淋球菌耐药监测的结果发现，头孢曲松耐药的"超级淋球菌"已经在17个地市发现，警示这样的耐药菌存在广泛传播和流行的风险，可能给我国应对淋病流行带来巨大的挑战。

（三）用于效果评估

性病防治工作的评估主要从政府承诺（如政策规划、经费投入）、防治过程（如筛查覆盖率、规范治疗率）和防治效果（如发病率、患病率）等方面进行，性病监测资料可以用于整个防治规划实施后的评估。例如，全国梅毒病例报告的结果用于《中国预防与控制梅毒规划（2010—2020年）》的中期和终期评估，提示一期和二期梅毒的报告发病率呈现下降的趋势，实现了梅毒防治的预期目标。

（四）开展健康教育

性病监测结果可以作为性病健康教育的基本素材，用于各种宣传教育活动。在健康教育过程中，监测数据一方面帮助大众了解性病的流行状况，另一方面也可以起到警示作用。

（五）指导临床实践

性病监测结果用于指导临床实践主要体现在两个方面，一方面是医务人员需要对目前的性病疫情状况（如三期梅毒报告病例数明显增加）有所了解，从而在临床实践中提高病例发现和诊断的意识；另一方面是监测的结果（如淋球菌耐药监测结果）可以指导制订或更新临床诊疗指南。

（六）开展科学研究

性病监测是系统性收集数据的过程，这些数据是开展科学研究的基础。可以充分利用这一数据资源开展流行病学（如空间流行病学、数理流行病学）研究，同时可以借助监测活动中收集的标本资源在获得相关审查（如伦理审查）的基础上开展进一步的科学研究。

（七）开展学术交流

性病监测数据分析和总结的结果不仅可以学术论文的形式在学术期刊进行发表，而且可以通过学术会议、经验交流等方式开展学术交流和分享。

（罗珍胄　陈威英　深圳市南山区慢性病防治院）

第十四章

监测工作中的伦理学思考

在性病监测工作中，伦理学思考极为重要，它关系到个体的隐私、尊严与权利，若处理不当，可能会造成监测者心理和情感上的伤害。正确认识和处理伦理学问题，能确保监测工作在合法、合理且道德的框架内进行。这不仅能保障监测数据的真实性和可靠性，还有助于提高公众对该项工作的信任与配合度。通过深入的伦理学思考，我们能更好地平衡公共卫生需求与个人权益，在追求疾病防控目标的同时，给予被监测者应有的尊重和保护。只有这样，性病监测工作才能真正发挥其最大价值，为社会健康和福祉作出积极贡献，也避免引发一系列伦理争议和不良后果。在整个性病监测过程中，涉及人及其相关信息的工作应遵循伦理的基本原则，以确保在性病监测活动中目标人群的基本权益得到保障。

第一节　伦理学基本原则

伦理学基本原则包括尊重、有利、公正和不伤害原则。

尊重原则指医务人员尊重患者及其家属的人格和尊严，强调医务人员在诊疗、护理实践中，尊重对象的人格尊严及其自主的权利，主要包括尊重患者的人格与尊严、隐私权、自主选择权（如知情同意）及处理好相关的特殊问题等。知情同意也是尊重原则的重要体现，患者有权在充分了解自己病情和诊疗方法的基础上，自愿做出是否接受诊疗的决定。

有利原则是把有利于患者健康放在第一位并切实为其谋利益的伦理原则，要求医务人员的行动与患者疾苦有关。具体来说，医务人员的行动应解除患者的疾苦，医务人员的行为对患者而言应利大于弊，患者受益的同时不会给别人带来太大的损害。

公正原则要求医务人员尽力实现患者基本医疗和护理的平等，态度上平等对待一切患者，在医疗卫生服务中公平、正直地对待每一位患者（服务对象），出现医患纠纷以及医护差错事故时坚持实事求是。公正原则要求努力降低社会人群在医疗卫生服务方面存在的不公正和不应有的社会差距，力求使每个社会成员均能达到基本生存标准。

不伤害原则是指医务人员在诊治、护理过程中应尽量避免对患者造成生理上和心理上的伤害，要求医务人员以患者为中心，坚决杜绝有意伤害，防范无意但可知的伤害，把可控伤害降到最低程度，不滥用辅助检查、药物及非必要不实施手术。

第二节　性病监测的伦理实践

在性病监测工作中，需遵循伦理的基本原则并在具体活动中加以实施。性病综合监测中的病例报告（被动监测）是实施我国传染病防治法的重要任务之一，也是常规临床服务的工作内容之一。由于性病病例报告信息的收集和分析对全面了解我国性病流行状况和指导性病防治具有重要的意义，这项工作将对整个社会群体有益（如避免性病及其健康危害的发生）和对整个国家有益（如节省国家的医疗卫生资源）。因此，《中华人民共和国传染病防治法》要求临床医生对常规诊疗中发现的法定传染病（含性病）进行规范报告，临床医生无须征得患者同意且无告知义务。以病例报告为代表的性病被动监测工作，仅需在遵循临床诊疗相关伦理基础上，注意个人监测信息的保密，避免由于暴露患者的隐私而对患者造成的伤害。然而，对于主动监测工作（如患病率及行为危险因素调查、专题调查等）则要充分考虑尊重、有利、不伤害和公正的原则，具体如下。

一、给予充分尊重

知情同意是尊重监测对象自主权的重要体现，监测对象有权在充分了解监测目的、监测过程、可能的收益与风险、监测结果的使用等信息的基础上，自愿做出是否参加监测调查的决定，同时有权利随时退出调查。此外，在结合临床服务开展的主动监测活动中，需告知被监测对象其选择参加调查与否并不会影响其接受的临床服务。知情同意的形式包括书面知情同意（本人签字或代理人/监护人签字）、口头知情同意（免本人签字）等。性病感染者或具有性病感染风险的人群（如暗娼及其嫖客、男男性行为者、流动人口等）往往是性病监测的重点人群。由于性病的感染与传播往往与敏感的性行为，以及与社会道德价值相冲突的行为（卖淫嫖娼、同性性行为、吸毒等）有关，性病感染者及其高危人群则成为重要的脆弱人群，面临巨大的社会压力和社会歧视。这些脆弱人群可能会担心签字的知情同意书会对他们的隐私构成威胁，从而不愿意接受书面知情同意的方式。因此，在这些人群提供知情同意的过程中，可以根据实际情况采取口头知情同意的方式。在大多数口头知情同意的情况下，需要在调查人和见证人见证下完成口头知情同意的过程，必要时由调查人和见证人在知情同意书上签字。

二、确保受益和减少伤害

性病监测工作中体现的受益包括个人受益和社会受益。个人受益可以体现在通过参加监测活动（如患病率调查），及时发现自身的感染情况，获得必要的治疗和干预（如免费的咨询和治疗），了解性病防治信息并改变个人行为方式，从而减少未来感染风险。社会群体的受益主要指通过性病的监测工作能够更好地了解性病的流行状况，争取必要的防治资源和制订科学的防治策略。这样的资源保障和策略制订可以控制整个人群的性病发生率，减少性病造成的健康危害，使得整个目标人群受益。

监测中面临的风险主要包括身体伤害、经济伤害、社会伤害和心理伤害。身体伤害主要有采样方式（如取男性尿道口样本）不当造成的直接伤害，不准确的检测结果延误治疗造成的间接伤害等。经济伤害主要指监测工作中的自费检测费用，以及交通、误工所引发的费用等。社会伤害主要指不准确的监测结果，对下一步防治工作未提供正确指引等。心理伤害包括因为担心个人隐私泄露对个人和家庭影响等而造成的心理伤害。为避免以上伤害，监测工作中应用科学严谨的设计并规范实施，尽量使伤害最小化，措施包括设置质量控制措施；培训监测工作人员，要求其充分尊重监测对象的权利和尊严；避免滥用检查项目，尽量选择价格优惠、样本采集伤害小、获取便利的方式；对于发现的疑似患者应及时转诊，规范治疗；对资料进行编码以保护数据机密性，尤其是可能对特定人群带来风险的研究，如HIV/AIDS；采用适宜的数据分析方法，获取正确的流行病学数据。保护隐私是减少对被监测对象伤害的重要体现，性病监测工作涉及个人隐私的信息，包括人口学信息、疾病状况、性行为等敏感信息，需要采取适当的措施，确保这些信息的保密性。此外，对隐私的保护也有助于性病监测工作的开展，即在对监测工作信任的情况下，被监测对象可能更愿意提供更加准确的信息。

三、提供公平的机会

在性病监测工作中需要考虑到公平的原则，让每个符合监测要求的个体都有同样的机会参与到监测工作中。在性病监测的实际工作中，因性病高危人群特殊性，往往需要大力倡导甚至采取措施加以激励才能动员对象参与项目。我们需要做的是，首先，在监测前的准备阶段，尽量开展监测工作的宣传，让目标人群尽可能知晓监测项目内容，从而保障监测工作的参与公平性。其次，我们的激励措施应尽可能一致，而不是仅针对不愿参加项目的对象提供激励措施。这可能对一开始就愿意参与项目的对象不公平。同时对监测过程中可能获得的受益也需要按照公平分配的原则，公平对待所有对象，不因性取向、性行为特征、社会地位、经济状况等因素而有所歧视或偏袒，不应该主观地让监测对象中部分人群承担监测带来的风险。

四、营造有利环境

歧视是性病监测工作中较常见的不利因素，其不仅包括言语和行为上的恶意攻击和不平等对待，而且包括语气和神态不经意间传达的不屑和蔑视，这些都将产生不良影响。对监测对象（如患者及高危人群）的歧视和偏见不利于性病防治，包括监测工作的社会环境。因此，反歧视就显得尤为重要，其要求不得以任何形式对个人进行歧视，无论是在以公共卫生服务还是以科学研究为目的的监测工作中，监测对象（尤其是患者）的人格尊严都应得到尊重，包括尊重个人权利如隐私权，提供平等机会、综合性服务等。根据《中华人民共和国传染病防治法》《艾滋病防治条例》《性病防治管理办法》有关规定，任何单位和个人不得歧视性病患者及其家属。性病患者就医、入学、就业、婚育等合法权益受法律保护（中华人民共和国卫生部令第89号）。不歧视原则是人权的核心内容之一，政府和社会应该加强宣传和教育，提高公众对性病问题的认识和重视程度，开展广泛的社会宣传和提供更多的关爱等措施，减少社会歧视的发生，从而为性病监测工作提供更好的社会环境。

弱势群体保护。性病监测中常见的弱势群体包括未成年人、老人、性工作者、男男性接触者。未成年人未达到签署知情同意的法定年龄，需要由法定监护人代为签署；老人如果认知不全，应在其子女亲属的协助下充分告知监测工作的内容，保障其权益；性工作者和男男性接触者，在沟通过程中应尽量使用其能理解的语言与其沟通，了解其圈子的文化习惯，有助于提高监测工作的配合度和效率。针对弱势群体，研究者应慎重考虑提供过高的经济报酬、社会利益，以免受试者忽略对试验风险的判断。同时，原国家卫生计生委《涉及人的生物医学研究伦理审查办法》第十八条（六）指出，对儿童、孕妇、智力低下者、精神障碍患者等特殊人群的受试者，应当予以特别保护。

心理关爱和社会支持。监测对象可能会出现沮丧、无助、孤独和恐惧等负面情绪，因此需要提供心理咨询和治疗，帮助他们应对心理压力和调整心态。用关心同情的态度指导患者消除对性病的无知和误解，去除患者的烦恼和心理压力，有助于其尽快恢复心理健康，积极配合监测或治疗。我们还需要尽可能提供社会方面的支持，如建立患者互助组织，让患者能够相互支持和交流经验；提供就业援助和康复服务，帮助患者重新融入社会；开展宣传和教育活动，提高公众对性病的认知和预防意识。

第三节　伦理审查

伦理审查是当今国际通行的控制研究风险的重要手段。以科学研究为目的的性病监测项目必须经过伦理委员会的审查，确保监测对象的尊严、安全和权益得到保护，促进生物医学研究达到科学和伦理的标准，增强公众对研究工作的信任和支持。研究所需费用及来源，研究目的，研究方法（包括试验设计及步骤、试验期限及进度、试验评估及统计方法等摘要），研究实施机构和实施者的资质、经验、技术能力是否符合研究要求，监测对象的总例数、入选标准和排除标准，知情同意书提供的有关信息是否充分、完整、易懂，获得知情同意的过程是否合规、恰当，以及研究中可能出现的不良反应或可能发生的不良事件及其处理对策等都要经过伦理委员会的审查。伦理委员会对研究对象的招募方式和招募材料会进行审查，同时，他们也需要把关信息内容的完整性、准确性，是否有可获得的免费药物、检查及补助等诱导性语言，是否充分考虑并尊重监测对象的隐私等。

伦理审查的方式除一般审查程序外，还有快速审查和免除审查。性病监测的研究中的免除审查情况主要包括公共数据库资源的分析利用，或研究者以无法联系受试者的方式记录信息。不建议研究者自行做出"免除伦理审查"的判断，而需要提交伦理委员会来判断。快速审查适用于以下十种情况：多中心临床研究的参加单位且获得组长单位伦理审查批准项目；准备申报各类科研课题项目；研究风险不大于最小风险，不涉及弱势群体/个人隐私项目；伦理审查意见为"作必要的修正后同意"的再次送审项目；临床研究方案的较小修正，不影响研究的风险受益比；尚未纳入受试者的研究项目；已完成干预措施的研究项目；发生与研究无关的严重不良事件或预期严重不良事件；结题审查；仅涉及使用已有的匿名数据进行的分析等。

第四节　挑战和展望

伦理原则是整个性病监测工作中需要遵守的基本原则，但在实施过程中仍然存在着一系列挑战。首先，以公共卫生为目的的性病监测伦理方面缺乏有针对性的指导意见。一般认为，用于科学研究的监测工作要严格遵守伦理学审查规范，而用于公共卫生防控目的的监测则被认为涉及整个人群的收益问题，可能会存在个体利益和社会集体利益之间的冲突。此外，对性病患者开展的监测工作可能有利于及时发现接触者从而实施必要的干预。因此，如何平衡个体和社会群体之间的利益，是现有伦理学应该着重考虑的。其次，在监测数据的收集和利用上，信息收集过程中需要充分尊重被监测对象的意愿，以及确保收集到的信息（特别是能够识别个人身份的敏感信息）绝对安全。最后，由于对性病患者和高危人群的社会歧视仍然普遍存在，这样的弱势群体可能因为羞耻感或社会压力而拒绝参与或配合监测工作，给性病监测工作的开展带来重大挑战。

　　然而，随着医学伦理体系的建设与完善，以及以公共卫生和疾病防控为目的的疾病监测伦理制度和规范的建立，性病监测将会逐步实现其伦理的两大理念：一是完善性病监测的内容和方式，使性病监测能够为控制性病和提高人群健康水平服务；二是进行负责任的性病监测工作，将监测工作对被监测对象造成的可能伤害降低到最小。此外，随着性病防治的社会环境改善，对性病患者和性病高危人群社会歧视和偏见的减少，以及性病监测手段的改进（如基于互联网的信息收集）等，性病监测工作中面临的伦理方面的挑战会有所减少。

（黄弦　珠海市第三人民医院）

● **参考文献：**

［1］邹和建，陈晓阳. 医学伦理学实践［M］. 北京：人民卫生出版社，2014.

［2］刘爱珍，刘德英. 性病诊疗道德初探［J］. 中国医学伦理学，1997（6）：25.

［3］王千秋，刘全忠，徐金华，等. 性传播疾病临床诊疗与防治指南［M］. 上海：上海科学技术出版社，2020：24.

［4］张雷，李洁，郝纯毅. 重大传染病防控中个人隐私保护的伦理治理［J］. 中国医学伦理学，2022，35（12）：1299-1304.

［5］中华人民共和国卫生部. 性病防治管理办法：中华人民共和国卫生部令（第89号）［A/OL］.（2012-11-23）［2024-06-18］. https://www.gov.cn/gongbao/content/2013/content_2344553.htm.

［6］王晶，徐春军，信彬. 科研课题临床研究伦理审查的挑战与思考［J］. 中国医学伦理学，2019，32（11）：1392-1394，1400.

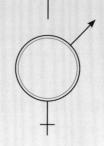

第四篇
广东省性病综合监测
实践篇

广东省是我国经济社会发展最活跃的地区之一，也是人口第一大省。改革开放以来，随着性病在我国死灰复燃并不断流行，广东省同样经历了性病流行范围不断扩大和疫情趋势逐年上升的过程。为了更好地服务性病防控工作，广东省从20世纪80年代开始建立并逐步完善性病监测体系，开展了以病例报告为主的性病被动监测。同时，广东省根据实际情况，以问题为导向探索开展具有本地特色的监测工作，一方面扩大病例报告在全省范围内的覆盖面、扩大报告的病种范围和提高监测的能力与质量，逐步建成了覆盖全省4 000多家医疗机构、常规报告5种重点监测性病的被动监测系统；另一方面针对性病的重点人群，建立了以19个高危人群（性病门诊男性就诊者、男男性行为人群和女性性工作者等）监测哨点和1个在穗非洲人监测哨点为主体的主动监测网络。此外，广东省依托完善的规范化性病实验室网络和较强的基础研究能力，从20世纪80年代开始开展淋球菌耐药监测，网络覆盖全省20个地市47家医疗机构，淋球菌耐药监测/报病比达9.88%，并通过全基因组测序方法，发现$penA$–60耐头孢曲松淋球菌本地株的传播，及时发出预警信息并指导临床治疗。针对三期梅毒病例增多、淋病疫情增长问题，广东省及时组织开展了专题调查，分析影响疫情增长的相关因素并提出防控建议；针对生殖道衣原体感染对生殖健康造成的危害问题，广东省也及时组织开展衣原体患病率和危险行为调查，为制订沙眼衣原体防控策略、评估沙眼衣原体防控成效提供科学依据。

实践证明，广东省的性病监测系统从无到有，不断完善，既完成了国家要求的规定动作，也因应实际需求增加了自选动作。经过近40年的发展，广东省建立了基本涵盖多维度监测内容的性病综合监测体系，并在被动监测（重点是病例报告）、主动监测（重点是患病率及行为学监测）、淋球菌耐药监测（重点是主动监测及科研转化）和专题调查（重点是以问题为导向的专项调研）等方面取得一定的成效和经验。在此基础上，广东省进一步加强创新监测手段和模式的探索，为广东省制定性病防控政策、指导性病防治实践发挥了积极作用。

第十五章
广东省性病监测体系建设

自20世纪70年代末性病在我国死灰复燃以来，广东省性病疫情呈现快速上升趋势。为有效应对性病的快速蔓延，原卫生部积极建立性病防治专业机构，完善性病防治网络。在政策指引下，广东省各级皮肤病防治机构于1986年开始承担性病防治任务，建立健全疫情登记报告制度，广泛开展性病专科门诊和健康干预等服务，形成省、市、县三级防治网。经历近40年的发展，广东省已建成较为完善的性病监测网络。本章系统总结了广东省性病疫情监测体系建设的有效做法，为全国各地开展性病防治提供实践经验和参考。

第一节　具体做法

一、推动政策出台

在性病防治历程中，广东省卫生健康行政部门按照国家相关法律法规要求，将性病防治工作融入本地卫生事业发展规划，各级性病防治专业机构积极建言献策，推动政府有关部门出台性病防治规划和实施方案，为性病监测网络建设和相关工作开展提供了有力的政策保障。20世纪九十年代初期，广东省正处于中国改革开放的前沿，经济活跃，人口流动频繁，性行为和性观念逐渐开放，性病防控形势较全国更为复杂。广州市根据本地性病防治需要，依据《中华人民共和国传染病防治法》，出台了《广州市性病防治管理暂行办法》，明确对淋病、梅毒、非淋菌性尿道炎、尖锐湿疣、其他（包括软下疳、生殖器疱疹、性病性淋巴肉芽肿等）性病进行疫情报告。2007年，全国性病监测方案开始实施，在105个性病监测点建立梅毒、淋病、生殖道沙眼衣原体感染、尖锐湿疣和生殖器疱疹五种性病的监测，广东省在6个国家级监测点（覆盖6个地级市）的基础上，由原广东省卫生厅下发了《广东省性病监测方案》，建立覆盖21个地市的省级监测点，方案要求监测点内所有医疗机构对五种重点监测性病进行病例报告，各地级市积极响应，把五种性病的病例报告推广到全域范围，逐步实现了病例报告全省全覆盖。2017年，原广东省卫生计生委下发《广东省卫生计生委办公室关于做好国家致病菌识别网实施有关工作的通知》（粤卫办函〔2017〕157号），充分采纳性病防治机构的意见，将淋球菌耐药监测工作纳入致病菌识别网建设中，实现了淋球菌耐药性监测网从零星布点到全省网络建设的转换。2023年，广东省卫生委员会将梅毒防控工作和防治生殖道沙眼衣原体感染试点项目纳入卫生健康高质量发展疾病预防控制重点任务，为推动性病监测工作高质量发展提供了政策支持。

二、强化体系建设

广东省拥有较为完善的省—市—县三级性病监测网络。早在1987年，广州市作为全国16个国家级性病监测点之一，就已成立市级性病防治中心，建立"市性病监测中心—监测组—监测点"的层级管理，每个监测组由三人组成，负责相应监测点医院的管理，形成了网格化的管理模式。1989年以来，各市、县在皮防（慢病）单位的基础上成立性病防治中心，市一级机构均设有专职性病防治专业人员，开展本地区性病疫情监测工作，省—市—县三级监测网逐步形成并不断健全。21世纪以来，性病防治作为艾滋病防控的重要措施之一，与艾滋病防治工作有机融合，许多先进的艾滋病监测理念和做法在性病监测工作中得到应用，实现了性病监测体系的延展。2022年，广东省启动防治生殖道沙眼衣原体感染试点项目，将衣原体感染防治作为促进人口优生优育的措施之一，实现了性病防治工作与生殖健康、妇幼保健体系的进一步结合延展，拓展了性病主动监测的内容和形式。

广东省一直非常重视性病监测工作质量，通过强化诊疗、检测和报病管理，促进病例报告质量。自性病病例报告纳入"全国传染病网络直报系统"以来，我国性病的报病效率得到极大提升，尤其是梅毒、淋病两种法定报告传染病的报告时间得到严格把控，但由于各医疗机构间疫情报告系统的数据彼此不互通，加之性病患者就诊时可能未使用真实姓名等情况，导致性病患者在多家医疗机构就诊时难以甄别是否为首次就诊，重报难以避免。为解决长期困扰性病疫情监测部门的重报问题，提升疫情报告准确性，2018年，广东省皮肤性病防治中心根据数据库结构、性病患者就诊特征及报病标准，自主运用大数据技术开发"梅毒病例报告查重程序"，定期对全省梅毒病例报告进行全面核查，并将结果反馈给报卡机构进行核实。疫情报告准确性得以大幅提升，逐步实现从报全到报准的转变。

良好的性病实验室检测结果是正确诊断性病的重要依据，为确保实验室检测质量，促进全省性病检测同质化，广东省于2002年启动全省规范化性病实验室建设工作，从开始在性病防治专业机构建立规范化性病实验室，逐步推广到具有性病诊疗资质的医疗机构检验科，同时每年定期组织省市两级性病室间质量评价活动，有效促进全省性病实验室检测质量。2012年，广东省性病规范化实验室网络建设升级，增加了沙眼衣原体和淋球菌核酸检测的规范化要求等内容，完善了全省性病检测与质控体系。经过20年的发展，全省规范化性病实验室从2003年最初的15家增加至2023年的571家，建立起了省—市—县三级的规范化性病检测与实验室质控网络。诊疗质量管理方面，2013年，原广东省卫生厅成立"广东省性病诊疗医疗质量控制中心"，挂靠在广东省皮肤性病防治中心。质控中心制定了《广东省性病规范化诊疗培训与管理技术手册》，用于开展业务培训、现场督导等，指导全省医疗机构和防治业务管理机构的性病规范化诊疗与质控工作，有力促进全省性病诊疗规范化建设和诊疗质量的提升，确保性病病例报告质量的提升。同时，积极推动市级和县（区）性病诊疗医疗质量控制中心建设，逐步形成省—市—县三级性病诊疗质量管理网络。截至2023年年底，广东省共建立质控中心16家，其中省级1家，地市级10家，县（区）级5家。

三、需求导向拓展监测渠道

进入21世纪以来，随着互联网与即时通信技术的高速发展与应用，线上交友的平台和模式使交友途径更加多样、隐蔽、便利，传统的被动监测已难以满足性病精准干预的需要。为应对这个新的防控问题，2015年广东省率先开展省级性病主动监测项目，在全省10个地级市（现已扩大至14个市县19个监测点）

监测男男性行为人群、性病门诊男性就诊者、女性性工作者的性病感染流行现状，以及高危性行为、互联网交友等危险因素情况。作为国际贸易的中心地带，广州市是非洲国家贸易人员的主要聚居城市，在促进中—非双边的文化经济发展方面发挥了重要作用。为更好地为在穗非洲人群提供医疗服务，2019年，广东省皮肤性病防治中心启动"在穗非洲人主动监测工作"，面向在穗非洲人主动提供性病筛查服务，并监测医疗卫生服务利用情况。此外，针对被动监测和主动监测难以掌握的疫情态势，三期梅毒诊断难，疫情报告质量不清的情况，广东省于2015年通过对医疗机构HIS系统中三期梅毒病例进行追踪核实，阐明了本省人群三期梅毒患病率，补全了数据空白。2018年广东省开展了针对不同生育状态下的育龄女性，包括妇科门诊就诊人员、孕产妇、不孕症女性的生殖道沙眼衣原体感染患病率专项调查，摸清了广东省育龄女性人群的感染现状及感染特征，为后期开展人群筛查提供了基础依据。目前，广东省已建立较为完善的性病疫情综合监测体系，包括：依托病例报告系统的被动监测体系、依托医疗机构和哨点的主动监测体系、淋球菌耐药监测、疫情估计与预测、行为学和患病率的专题调查等。

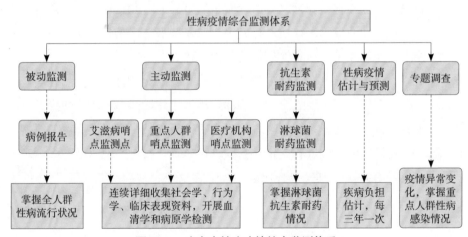

图15-1　广东省性病疫情综合监测体系

四、创新防治策略

随着我国社会治理水平的不断提升，性病防治已不仅是健康领域的问题，也是促进我国健康治理高质量发展的重要内容之一。广东省作为改革前沿的代表，同时拥有具备防治结合特色的皮防（慢病）体系，为探索性病防治新模式提供了最佳的试验田。

21世纪初期，我国梅毒流行的危险因素广泛存在，卖淫嫖娼、婚前和婚外性接触、男男性接触和多性伴高危性行为不断发生；健康教育不够深入，缺乏针对性，重点人群梅毒防治知识和防范意识不高，预防干预措施覆盖面不足；部分医疗机构梅毒诊疗服务不规范、服务机制不健全、可及性不够，防治队伍能力不足，性病防治工作亟须通过策略和技术创新转型。2001年7月，广东省深圳市在政府部门的大力支持下，启动"孕产妇梅毒综合防治项目"，各大综合医院、妇幼保健院将梅毒纳入产检的必检项目，费用由政府承担，通过及早而规范的治疗和跟踪干预，先天梅毒的阻断成功率达到95%以上，有效地控制和避免了梅毒的母婴传播，保护了妇女儿童的健康。深圳市是全国第一个开展孕产妇梅毒综合防治的城市，甚至早于香港地区，基于深圳市的"母婴梅毒防治管经验"被世界卫生组织和我国卫生部进行广泛推广运用，极大地促进了梅毒病例的发现与报病，提升了先天梅毒疫情监测的准确性。

五、倡导国际交流与合作

广东省与世界卫生组织（WHO）和美国、英国、澳大利亚等国家的国际知名高校机构保持紧密合作，为广东省性病防治水平的提高和人才培养提供了机遇和平台。1996年，广东省作为世界卫生组织西太区淋球菌耐药监测网成员，启动淋球菌耐药监测研究项目。在世界卫生组织方案的指导下，广东省建立淋球菌耐药监测网络和监测技术，为后来淋病耐药监测纳入致病菌识别网监测奠定了基础。2000年，广东省启动"中国—欧盟性病艾滋病防治培训项目"，成为中国—欧盟性病艾滋病防治华南地区培训中心，引进国际专家开展人才培养。2012年，广东省皮肤性病防治中心与美国北卡罗来纳大学教堂山分校合作成立"岭南—北卡性传播疾病研究培训中心"，引入全球性病领域的知名学者前来授课，全面提升了广东省性病防治队伍综合能力。

第二节　经验与启示

一、政策倡导争取政府支持，推动性病监测工作落实

广东省性病综合监测体系发展的实践表明，争取政府的重视和支持，是推动性病监测工作落实与提质的关键。日常工作中，性病防治业务管理部门可以通过专题报告形式向党政领导以及卫生健康行政部门如实反映情况以促进工作完善，邀请主管部门现场调研工作以加强相关部门对性病监测工作的重视程度，同时运用科普等平台提升政府部门及公众对性病防治重要性的认同感，从而获得政府部门更强有力的支持。在建立性病监测体系的初期，《广州科技简报》1989年第11期发表《广州地区性病猛增防治工作极待加强》一文，引起市政府部门对性病防治的高度关注，随后广州市委《每日快报》登载《呼吁尽快控制性病蔓延》，强烈呼吁各党政领导高度重视控制性病蔓延。在强有力的政策呼吁下，市人大代表、政府有关部门负责人多次视察市皮防所，市政府拨款建设了性病防治实验大楼，有力推动广州市性病防治工作的开展，成为当时广东省解决性病防治工作基地问题的一个良好样板。近年来，生殖道沙眼衣原体感染疫情持续增长，对生殖健康造成较大威胁，广东省皮肤性病防治中心经过调查研究，多次撰写关于"生殖道沙眼衣原体感染的流行现状及其对生殖健康危害"的专题报告，呈报给省卫生健康行政部门。通过多轮沟通，防治衣原体感染对促进生殖健康、保护我国人口生育力的理念获得政府部门认可，为后来推动"广东省防治生殖道沙眼衣原体感染试点项目"的发文以及争取经费支持奠定了基础。

二、创新技术转型升级，不断提升监测工作质量

除了政策出台和经费支持等外部资源外，要获得丰富、精准、有价值的疫情监测数据还需要有强烈的创新意识和强有力的技术做支撑。广东省以问题为导向开展科学研究、促进性病监测，为实现技术转型升级提供了一条实践路

径。在性病监测工作开展早期，深圳市慢性病防治中心与北京市眼科研究所合作开展了生殖道沙眼衣原体感染的检测，检出非淋菌性尿道炎患者的衣原体感染阳性率为30%，证实了深圳市非淋菌性尿道炎患者中存在沙眼衣原体感染，为后来生殖道沙眼衣原体感染作为独立病种进行监测提供了早期线索。2007年，生殖道沙眼衣原体感染被列为我国五种重点监测性病之一，但其检测技术一直制约着监测工作的发展。衣原体抗原检测简单易操作但敏感性较差，核酸检测技术灵敏度和特异度均高但操作难度大，在实际筛查中应该选择何种检测技术和生物样本，一直缺乏理论支持。2017年深圳市作为全国防治生殖道沙眼衣原体感染的首个试点，开展了真实世界中抗原检测的灵敏度和特异度比对，调查显示抗原检测方法的灵敏度仅有16.73%，特异度为65.22%。2018年，广东省皮肤性病防治中心采用核酸检测方法比对了2 000多名育龄女性宫颈拭子和尿液在检测衣原体感染的准确性差异，结果发现两种生物样本的检测结果差异无统计学意义。这为后期开展衣原体感染监测工作采用核酸检测技术提供了直接证据。随着当前我国公共卫生服务能力的提升与人民健康需求的增加，以及互联网交友的流行，抗生素耐药问题和猴痘等新发传染病的出现，对性病监测工作提出了更高的要求。疫情监测既要全面又要精准，还必须围绕防治需求不断开展科学研究，从而为优化监测系统、提升监测质量提供有效证据。

三、推进监测数据的转化利用以构建稳定的合作网络

稳定的合作网络是连续开展监测工作的组织保障，但是在缺乏政策和经费支持的情况下，如何开发各潜在监测点并做好配合工作，一直是开展探索性工作的难点。广东省的实践经验证明，将监测结果反馈给各监测点，并给出工作指导和建议，提升监测点医疗服务水平，是调动监测机构参与探索性工作积极性的一种方法。例如：广东省早期开展淋球菌耐药监测时，通过定期将耐药结果反馈给医疗机构，指导医疗机构医生用药，得到医疗机构的支持；同时，监测工作组织机构广东省皮肤性病防治中心与监测点共享研究成果，共同申报相关科研项目，指导监测点发表相关科研文章。这种合作共赢的模式为建立稳固的合作关系和可持续的耐药监测网络提供了坚实的基础，也为日后监测项目由科研向防治工作转化提供了衔接点。

（李畅畅　南方医科大学皮肤病医院）

第十六章
广东省性病被动监测

为了更好地适应我国性病防治形势的发展，加强性病监测工作，2007年中国疾病预防控制中心发布了《全国性病监测方案（试行）》。该方案在全国设置了105个国家级性病监测点，规定了需要监测的5种性病病种，包括淋病、梅毒、生殖道沙眼衣原体感染、尖锐湿疣和生殖器疱疹；监测内容包括病例报告、性病患病率及行为危险因素监测、淋球菌耐药监测。方案指出，各省可参照该方案，根据本地情况和需要，建立本省的性病监测网络，并开展相关工作。广东省以该方案为基础，结合本省实际，积极探索被动监测的有效做法，经过长期积累总结，主要有以下三个特色：一是构建广东省性病监测网络，在原有6个国家级性病监测点的基础上，建立覆盖全省的被动监测网络；二是优化传染病报告卡，提升报病准确性；三是以重复报告（简称"重报"）问题为导向，利用SAS语言技术开发性病重漏报软件，加强重报管理。

第一节　具体做法

一、构建广东省性病监测网络

广东省地处我国南部，与港澳接壤，人口流动性大，是性病高发区域。因此，广东省在全国性病监测方案基础上，将原有的在6个地区设置的国家监测点扩展至全省21个地市。此方案旨在构建一个更为全面和精细的性病防控网络，有效应对性病在快速城市化和高人口流动背景下的传播风险。

2007年，广东省在《全国性病监测方案（试行）》的框架下，由原广东省卫生厅发布了《广东省性病监测方案》文件。该方案在国家级的6个监测点基础上，在全省21个地市增设了省级监测点，构建了一个覆盖全省的性病监测网络，实现对全省性病流行状况的全面监测。在这张网络中，所有提供性病医疗服务的市或县（区）机构都被定义为性病疫情的责任报告单位。

在地市级别，各地市基于国家级和省级监测点，进一步增设了市级哨点。例如，根据国家和省性病监测方案，江门市仅设置江门城区和台山市两个省级监测点，没有国家级监测点，但该市在除江门城区和台山市以外的蓬江区、江海区、新会区、开平市、鹤山市、恩平市等区/市增设市级监测点，实现全市性病监测全覆盖。

此外，省市级的政策文件还明确了监测的病种包括上述5种性病，确保对5种性病病例的全面报告和覆盖，从而加强对性病疫情的监测。

二、优化传染病报告卡

广东省作为我国性病防控的领先地区，一直致力于提升病例报告的准确性和完整性。广东省在部分地区试点优化病例报告卡片，为性病疫情流行情况的判定提供更全面和精准的数据支撑，其中深圳市做法最为典型。

深圳市毗邻港澳地区，经济发达，人口密集和流动性大，国际交往频繁，性病防控是当地面临的一项重大公共卫生问题。针对病例报告卡信息不全，不利于疫情分析的挑战，深圳市采取积极措施，优化报告卡，完善报告卡信息。在国家传染病报告卡的基础上增加实验室结果、临床症状、梅毒分期诊断、用药等模块信息，要求对梅毒、淋病、生殖道沙眼衣原体感染3种性病的临床症状、实验室检测结果、诊疗用药等详细信息进行填写备注，以便各级疫情管理人员进行准确性核查，见图16-1、图16-2。

中华人民共和国传染病报告卡（STD）

卡片编号：＿＿＿＿＿＿＿＿　　　　　　　　　　　　　报卡类别*：□1 初次报告　□2 订正报告

患者姓名*：＿＿＿＿＿＿＿＿（患儿家长姓名：＿＿＿＿＿＿＿＿＿＿）　　**性别***：□男　□女

实足年龄*：＿＿＿　年龄单位*：□岁 □月 □天　（新生儿等填写出生日期：＿＿＿年＿＿月＿＿日　孕妇填写孕＿＿周）

病人属于*：□1 本县区　□2 本市其他县区　□3 本省其他地市　□4 外省　□5 港澳台　□6 外籍

现住址*：＿＿＿市＿＿＿区＿＿＿街道办事处（乡镇）＿＿＿＿＿　　联系电话：＿＿＿＿＿

患者职业*：□1 幼托儿童　　□2 散居儿童　　□3 学生（大中小学）　□4 教师　　□5 保育员及保姆　　□6 餐饮食品业

　　□7 公共场所服务员　□8 商业服务　　□9 医务人员　□10 工人　□11 民工　□12 农民　□13 牧民　□14 渔（船）民

　　□15 海员及长途驾驶员　□16 干部职员　□17 离退人员　□18 家务及待业　□19 不详　□20 其他＿＿＿＿＿

病例分类*：□1 临床诊断病例　□2 实验室诊断病例　□3 疑似病例　□4 病原携带者

发病日期*：＿＿＿年＿＿月＿＿日　**诊断日期***：＿＿＿年＿＿月＿＿日＿＿时　死亡日期：＿＿＿年＿＿月＿＿日

疾病名称*：□1 一期梅毒　□2 二期梅毒　　□3 三期梅毒　□4 胎传梅毒　□5 隐性梅毒　　□6 艾滋病　□7HIV（＋）　□8 淋病
　　□9 尖锐湿疣　　□10 生殖器疱疹　□11 生殖道沙眼衣原体感染　　□12 其他＿＿＿＿＿

梅毒检测结果：

成人/患儿生母填写：TRUST/RPR：□没检测 □阴性 □阳性（滴度：□1:1 □1:2 □1:4 □1:8 □1:16 □1:32 □1:64 及以上 □无）

　　TPPA/TPHA：□没检测 □阴性 □阳性　（其他：□暗视野显微镜检查阳性 □ELISA 阳性 □VDRL 阳性 □FTA-ABS 阳性）

患儿填写：TRUST/ RPR：□没检测 □阴性 □阳性（滴度：□1:1 □1:2 □1:4 □1:8 □1:16 □1:32 □1:64 及以上 □无）

　　TPPA/TPHA：□没检测 □阴性 □阳性　　　　19S-IgM-TPHA：□没检测 □阴性 □阳性

梅毒临床表现：□0 无　□1 有

□1 局部淋巴结损害　　2 皮疹（□①硬下疳、□②扁平湿疣 、□③其他皮疹）　　□3 黏膜症状　□4 神经症状　□5 心血管症状

□6 骨骼症状　□7 其他＿＿＿＿＿＿＿

报告单位：＿＿＿＿＿　　**报告医生***：＿＿＿＿＿　　**填卡日期***：＿＿＿年＿＿月＿＿日＿＿时

订正病名：＿＿＿＿＿　　备注：＿＿＿＿＿　　**收卡日期***：＿＿＿年＿＿月＿＿日＿＿时

填 卡 说 明

卡片编码：由报告单位自行编制填写；

患者姓名：填写患者的名字，14 岁及以下患儿要求填写家长姓名；

出生日期：按公历时间填写，对出生日期不详的病例在"实足年龄"栏填写年龄；

年龄单位：对于新生儿和只有月龄的儿童请注意选择年龄单位，系统默认为"岁"；

现住地址：病人发病时居住地点，至少须详细填写到街道办事处；

病例属于：用于标识病人现住址与就诊医院所在地区的关系，不是户籍所在地址；如某病例户籍是外省现住宝安区而在罗湖区某医疗机构确诊，该医疗机构报告卡片上应选择"本市其它县区"；

联系电话：填写患者的联系方式；

病例分类：淋病和梅毒只选择实验室诊断病例或疑似病例，尖锐湿疣和生殖器疱疹只选择临床诊断病例或实验室诊断病例，生殖道沙眼衣原体感染只选择实验室诊断病例或病原携带者；

患者职业：14 岁及以下性病患儿的职业按实际情况选择学生或散居儿童；

发病日期：本次发病日期；

诊断日期：本次诊断日期；

疾病名称：根据中国卫生部颁布的相关性病诊断标准作出的诊断；

梅毒检测结果：如果疾病名称为各期梅毒时，需填写此项。疑似和实验室诊断胎传梅毒患儿的卡片，需填写 TRUST/RPR（含滴度），TPPA/TPHA 和 19S-IgM-TPHA 的检测情况，并须同时填写其母亲梅毒检测结果。成人梅毒应填写 TRUST/RPR（含滴度）和 TPPA/TPHA 检测情况，但可根据实际情况选择填写"ELISA 阳性""VDRL阳性"和"FTA-ABS阳性"。网络直报时，将检测结果按相应格式填写在备注栏处。

梅毒临床表现：报告一期梅毒、二期梅毒、三期梅毒时，需填写此项。

注：报告卡带"*"部分为必填项目。

图16-1　深圳市优化的传染病报告卡

1	TPPA:(+)，TRUST:(+) 1:32；无症状；苄星青霉素240万u 两侧肌注
2	+1:1+；无临床表现；苄星青霉素240万单位 一周一次 连续三周
3	皮肤科住院；+1:1+；无症状；水剂青霉素400万静滴 Q4H2周（每隔四小时给药一次，持续两周）
4	眼科，皮肤科；+1:2+；无症状；青霉素
5	+1:4+；硬下疳；长效青霉素
6	TPPA (+)，TRUST (1:32)；症状：1硬下疳；治疗：长效青霉素
7	初诊，非婚异性传播；TPPA:+1:640+，TRUST:+1:64+；无临床表现；长效青霉素治疗
8	RPR (+)，TPPA (+)，TRUST (1:8)；症状：无；治疗：长效青霉素
9	TPPA：(+)，TRUST：(+) 1:64；无症状；苄星青霉素240万u 两侧肌注
10	+1:4+；阴茎皮肤溃疡；长效青霉素治疗
11	梅毒抗体(非特异TRUST)：1:4阳性；无症状；转外院治疗
12	TRUST/RPR+，TPPA/TPHA+，滴度1:32；转慢病院治疗
13	皮肤科门诊二区；+1:1+；无症状；苄星青霉素
14	妇科门诊；+1:1+；无症状；长效青霉素
15	肛肠科；+1:1+；无症状；长效青霉素
16	RPR (+)，TPPA (+)，TRUST (1:4)；症状：无症状；治疗：长效青霉素
17	神经内科，既往无梅毒诊断治疗史；一期梅毒：+，滴度1:2，+；无症状；无治疗
18	神经内科，既往无梅毒诊断治疗史；一期梅毒：+，滴度1:2，+；无症状；无治疗
19	皮肤科，既往无梅毒诊疗史；+，1:4+；硬下疳；长效青霉素
20	皮肤性病科，既往无梅毒诊疗史；+，滴度1:4，+；硬下疳；苄星青霉素治疗
21	皮肤科，既往无梅毒诊疗史；+，1:16+；硬下疳；长效青霉素

图16-2　传染病报告卡备注信息导出示意图（以梅毒为例）

三、强化重报管理

性病病例报告的重报问题是影响性病疫情流行特征研判准确性的重要因素，进而影响政策的制定。数据处理和软件开发方面的科技进步和创新，为识别和纠正重复报告提供了有力的技术支持。

为解决性病报病过程中的重报问题，2018年，广东省皮肤性病防治中心开发了基于SAS语言的传染病报告梅毒病例查重程序（简称：梅毒病例查重程序）V1.0。本软件采用"多字段匹配规则"，利用计算机智能化识别筛选重报记录，基于大数据处理技术建立可自动化、重复大批量、高速运行的标准化操作程序包，对中国传染病报告信息管理系统梅毒病例进行查重，输出可视化梅毒查重结果。其流程图如图16-3所示。

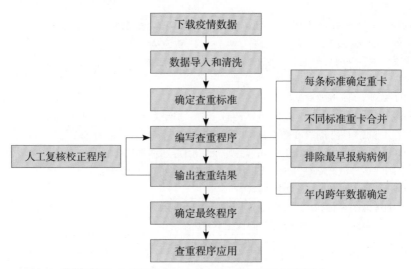

图16-3　传染病报告梅毒病例查重程序流程图

开发具体流程：

1. 下载疫情数据

按照"报告地区""终审日期"从中国疾病预防控制信息系统下载广东省网络直报的所有梅毒确诊个案数据（CSV格式）。

2. 数据导入

将数据导入SAS 9.4软件，后续所有编程和操作均在SAS软件进行。

3. 数据清洗

删掉其中的已删除卡片，将姓名由汉字转换为拼音。

4. 梅毒重报查重标准

在综合考虑全国传染病报告信息管理系统传染病查重的规则和中国疾病预防控制中心性病控制中心梅毒查重的规则基础之上，制定新的梅毒查重规则，新的规则涵盖了之前的查重规则，查重标准更加广泛，有助于查到更多的梅毒重报病例。

梅毒病例具有特殊性，梅毒可以分为一期梅毒（如感染部位溃疡或硬下疳）、二期梅毒（如皮疹、皮肤黏膜病变及淋巴结病变等）、三期梅毒（如心血管病变或树胶肿）、胎传梅毒（母婴传播）和隐性梅毒（无临床表现），本方法充分考虑梅毒分期特性进行查重，要求满足梅毒分期一致。

满足以下任一条即视为满足梅毒分期一致性条件：①身份证号码和梅毒分期一致；②姓名完全一致或基本一致（同音不同字），同时性别、年龄（同一年内报告的病例可相差 ±1 岁）、现住址（具体到乡镇、街道级）和梅毒分期一致；③姓名完全一致或基本一致（同音不同字），同时性别、出生日期和梅毒分期一致；④性别、电话、年龄（同一年内报告的病例可相差 ±1 岁）和梅毒分期一致。

表16-1　梅毒分期一致性条件特征

条件	姓名	证件号	性别	年龄	现住址（乡镇级）	电话	出生日期	梅毒分期
1	√							√
2	√/○		√	√	√			√
3	√/○						√	√
4			√	√		√		√

注：√代表一致，○代表同音不同字。同一年内报告的病例年龄可相差 ±1 岁。

5. 程序实现

通过SAS软件编程实现每条查重标准。①在原始数据中把身份证号码和梅毒分期都一致的病例数挑选出来，在数据库上面加上标签。②在原始数据中把姓名完全一致或基本一致（同音不同字），同时性别、年龄（同一年内报告的病例可相差 ±1 岁）、现住址（具体到乡镇、街道级）和梅毒分期一致的病例数挑选出来，在数据库上面加上标签。③在原始数据中把姓名完全一致或基本一致（同音不同字），同时性别、出生日期和梅毒分期一致的病例数挑选出来，在数据库上面加上标签。④在原始数据中把性别、电话、年龄（同一年内报告的病例可相差 ±1 岁）和梅毒分期一致的病例数挑选出来，在数据库上面加上标签。⑤将上述5个标准得到的标签进行整合，删除重复的数据。⑥根据报病时间排除重复病例中的第一个报病数据。⑦将重复数据按照年份、地区等因素进行统计分析。

6. 程序校正

将通过软件找出的重复病例，交由各地市进行数据复核，本次开发的查重软件查重准确率非常高（99.9%），不需要再对查重程序进行校正。

第二节　工作成效

首先，将监测点从原本的6个地区扩展至全省21个地市，实现了广东省性病监测网络的全覆盖，为准确研判广东省性病疫情流行趋势、流行特征和传播规律提供了重要的数据支撑。其次，通过优化病例报告卡片，有效提升了性病病例报告的准确性，为提升性病被动监测水平探索出了新的方法。深圳市在优化病例报告卡片后，后天性梅毒诊断准确率达到99.64%，三期梅毒诊断符合率达到96.83%。最后，被动监测重报问题得到较好控制。我们利用自主开发的梅毒病例查重程序，对2015年至2018年广东省各医疗机构报告的235 215个梅毒新发病例进行了查重，筛出9.79%重报。通过对23 019例病例报告卡片进行删重处理，成功提升了报病质量。同时，这一软件于2023年获得计算机软件著作权，成功将科研成果转化为被动监测工具，为性病防控工作注入新质生产力。

第三节　经验和启发

在多年的性病被动监测体系建设过程中，广东省逐步探索出了一套符合本省特色的有效经验和模式，为全面把握全省性病流行趋势奠定了坚实基础。

一是主动作为，以需求为导向加强体系建设。在充分理解国家监测要求的基础上，结合地区性病疫情实际情况，强化皮防（慢病）机构的基础建设和公共卫生职能，建立覆盖全省的性病监测网络，为工作顺利开展提供体系保障。

二是关口前移，以质量为导向优化报告卡片信息。针对报病不准确、信息不完整等问题，从源头着手，增加信息填写备注模块，以便疫情管理人员审核。有效提升性病诊断和报病的准确性，同时为未来性病的精细化管理和防控提供信息支持。

三是资源整合，以问题为导向积极应对。借助大数据信息化和省级中心人才优势，着眼于性病报病实践中存在的梅毒重报等关键难点问题，积极研究解决方案，为提升性病报告质量提供有力技术支持。

（李侠　南方医科大学皮肤病医院）

第十七章

广东省性病主动监测

　　基于被动监测的病例报告系统为分析掌握广东省的性病流行分布和趋势提供了重要信息。但为更加全面深入地了解广东省性病疫情状况，特别是系统掌握重点人群的性病感染情况及其危险因素等，广东省在被动监测工作的基础上，开始了主动监测体系的建设。2014年，广东省皮肤性病防治中心在全国率先提出开展全省高危人群性病主动监测工作，经专家论证并征得了原省卫生计生委的同意。2015年，选取珠海、佛山、江门、东莞、汕头、揭阳、湛江、茂名、清远和韶关10个地区作为性病门诊男性就诊者的哨点监测点。2018年选取深圳、佛山、江门和云浮4个地区设置了男男性行为人群哨点监测点。2019年选取了云浮、江门、清远英德、揭阳普宁、揭阳榕城5个地区设置了女性性工作者哨点监测点。目前，广东省已建成涵盖性病门诊男性就诊者、男男性行为人群和女性性工作者三类人群，覆盖12个地市的19个地区的哨点监测点。

第一节　具体做法

　　广东省根据中国疾病预防控制中心2007年下发的《全国性病监测方案（试行）》，结合本省实际情况制订了广东省哨点监测实施方案。为减少哨点监测点的负担，广东省将性病哨点监测点结合艾滋病哨点监测共同开展。方案明确规定了监测工作的具体内容、方法和要求等。

（一）监测人群及招募

　　监测人群主要集中在性病门诊男性就诊者、男男性行为人群和女性性工作者三类人群。性病门诊男性就诊者的哨点监测是依托广东省皮防（慢病）体系特有的性病门诊开展的。在性病门诊采用连续抽样方法，将监测期内首次来门诊诊治性病、年龄在18周岁及以上的男性纳入监测。在监测环节严禁纳入生殖医学咨询者、皮肤病就诊者以及各类防治或科研项目招募的研究对象。

男男性行为人群哨点监测的纳入标准是年龄在18周岁及以上，过去一年内有过插入性口交或有过肛交同性性行为的男性。由于男男性行为人群的特殊性，目前针对男男性行为人群的招募主要通过两种途径：一是依托皮防（慢病）机构的性病门诊招募，这些门诊属于男男性行为人群的友好门诊，有特定的诊室可以为男男性行为人群提供免费的性病检测和咨询服务；二是与有资质的第三方社会组织合作开展招募，皮防（慢病）机构对工作流程和效果开展质量控制。第三方社会组织在同志酒吧、同志活动场所设立友好健康检测点，组织开展干预检测活动，并通过选秀节目、歌唱及舞蹈表演等吸引目标人群参与活动，监测期内定期提供现场宣教、HIV和梅毒抗体快速检测及转介检测服务。

女性性工作者纳入标准是18岁及以上，在过去一年中在洗脚屋、休闲按摩房、发廊、路边店等中低档场所以获取钱财或其他利益为目的，为男性提供过性服务的女性。由于女性性工作者相对比较隐蔽，给招募带来一定的困难。目前广东省女性性工作者招募主要有两种途径。一是依托各相关皮防（慢病）机构的高危人群外展服务队进行招募。外展服务队每年会梳理并确认女性性工作者的活动地点，剔除已停业或已迁移的活动点。根据不同场所类型和比例，确定调查场所和调查样本量。外展服务过程中会提供安全套和润滑液、性健康咨询、HIV/梅毒快检等服务，以吸引目标人群的参与。二是与有资质的第三方社会组织合作开展招募，皮防（慢病）机构对工作流程和效果开展质量控制，但目前因为相关的社会组织发展不完善等限制，所以该途径应用不多。

（二）监测时间

每年的4～6月为监测期，但是考虑到男男性行为人群和女性性工作者等人群招募的难度和代表性等问题，若监测期结束时样本量仍不足，将视情况最长延长监测期一个月。

（三）样本量

主要是结合艾滋病监测点的样本量，同时考虑世界卫生组织的相关要求以及各地高风险人群数量等实际情况进行确定。原则上要求每个监测哨点样本量至少为250人，即完成250个调查对象的问卷调查和标本收集等。

（四）调查内容

哨点监测问卷每年在保持常规监测内容的基础上，省皮肤性病防治中心会根据实际的防治问题对部分问卷内容进行调整。常规监测内容主要包括一般人口学信息（年龄、性别、婚姻、户籍、民族、文化程度等）、血清学信息、行为学信息（性行为、吸毒行为等高危行为信息）等。主要监测病种为梅毒、HIV、淋病和生殖道沙眼衣原体感染。

（五）性病检测方法

对于梅毒和HIV的检测，各哨点监测单位自行收集血液样本，使用省皮肤性病防治中心统一下发的试剂进行检测。生殖道沙眼衣原体和淋球菌的检测由省皮肤性病防治中心统一负责，各监测单位仅负责标本的收集。检测方法采用公认最为敏感、准确的核酸检测方法。对于男性性病门诊就诊者和女性性工作者，要求所有哨点单位均收集尿液样本用于淋球菌和生殖道沙眼衣原体检测。对于男男性行为人群，要求同时采集尿液、肛拭子和咽拭子，以检测不同部位的淋球菌和生殖道沙眼衣原体感染情况。

（六）经费补助及管理

广东省卫生健康委员会和广东省皮肤性病防治中心根据各监测哨点的监测数量，按照统一标准在省级性病防治专项经费中安排专项经费。各监测哨点可根据任务量按照10～50元/人次的标准给予工作人员补助，主要用于支付工作人员交通费、劳务费、加班费，场所人员协作费，样本收集费、数据录入费等。

（七）监测数据反馈

淋球菌和生殖道沙眼衣原体检测由广东省皮肤性病防治中心负责，各监测点可不定期运输标本至中心，中心收到标本后2周内将结果反馈给各监测点。年度监测结果将在下一年度全省性病疫情监测工作会议上进行报告，结果将同步上报省卫生委员会和国家性病控制中心。

第二节　工作结果

　　本部分内容将以2023年哨点监测工作为例，介绍性病门诊男性就诊者、男男性行为人群和女性性工作者的性病感染和高危性行为现状。

（一）性病门诊男性就诊者

　　2023年广东省10个监测点共监测性病门诊男性就诊者2 515例，其中梅毒阳性人数72例，阳性率为2.9%，较2022年监测结果（3.5%）下降17.2%。HIV阳性人数12例，阳性率为0.5%，较2022年监测结果（0.8%）下降37.5%。淋球菌阳性人数37例，阳性率为1.5%，较2022年监测结果（1.7%）下降11.8%。衣原体阳性人数93例，阳性率为3.7%，较2022年监测结果（4.0%）下降7.5%。详见表17-1。

表17-1　2023年性病门诊男性就诊者性病主动监测结果

地区	梅毒阳性率/%	HIV阳性率/%	淋球菌阳性率/%	衣原体阳性率/%
珠海	1.6（4/250）	0（0/250）	1.2（3/250）	3.2（8/250）
佛山	3.6（9/250）	0（0/250）	1.6（4/250）	5.2（13/250）
江门	3.6（9/251）	0（0/250）	1.6（4/251）	2.4（6/251）
东莞	5.1（13/257）	2.7（7/257）	0（0/257）	2.7（7/257）
汕头	2.0（5/250）	0.4（1/250）	2.8（7/250）	4.0（10/250）
揭阳	3.7（8/216）	0（0/216）	0.9（2/233）	4.3（10/233）
湛江	3.6（9/250）	0（0/250）	0.8（2/250）	3.6（9/250）
茂名	2.0（5/250）	0.4（1/250）	0.8（2/250）	1.6（4/250）
清远	2.4（6/250）	0.4（1/250）	2.0（5/250）	6.0（15/250）
韶关	1.6（4/257）	0.8（2/257）	3.1（8/257）	4.3（11/257）
合计	2.9（72/2 481）	0.5（12/2 480）	1.5（37/2 498）	3.7（93/2 498）

　　性病门诊男性就诊者平均年龄44.5±16.6岁，大多数为汉族（99.3%）、本省户籍（90.0%）和已婚（73.9%）。20.7%的就诊者最近三个月与女性性工作者发生过商业性行为，每周平均性交次数1.0（0～2.0）次，仅6.5%的人每

次都使用安全套；19.0%的就诊者最近三个月与临时性伴发生过性关系，每周平均次数2.0（0～2.0）次，1.3%的就诊者与同性发生过肛交性行为。

通过监测发现：①性病门诊男性就诊者一直是性病艾滋病高发人群，结果显示整体阳性率偏低，可能是因为监测点大部分是皮肤性病科门诊，有部分皮肤病患者被纳入。②东莞地区梅毒艾滋病感染率均远高于其他地市，应加强东莞地区该人群的干预，关注其传播途径，特别是作为传染源的应及时发现和阻断。

（二）男男性行为人群

2023年广东省4个监测点共监测男男性行为人群884例，其中梅毒阳性人数为91例，阳性率为10.3%，较2022年监测结果（9.6%）上升7.3%；HIV阳性人数63例，阳性率为7.1%，较2022年监测结果（6.3%）上升12.7%；淋球菌阳性51例，阳性率为5.8%，较2022年监测结果（3.3%）上升75.8%；衣原体阳性91例，阳性率为10.3%，较2022年监测结果（9.9%）上升4.0%。详见表17-2。

2023年对肛拭子和咽拭子分别进行了淋球菌和衣原体的监测，发现肛拭子中淋球菌感染率为3.9%（8/207），衣原体感染率为21.3%（44/207）；咽拭子中淋球菌感染率为1.8%（9/504），衣原体感染率为0.8%（4/504）。男男性行为人群平均年龄为36.2±12.0岁。最近6个月，有80.5%的男男性行为人群与同性发生过肛交性行为，其中，6.3%与同性发生过商业性行为。63.4%在最近一次肛交性行为中使用了安全套，8.7%在商业性行为中每次都使用安全套。

通过监测发现：①男男性行为人群性病艾滋病感染率均较高，提示该人群仍是性病艾滋病传播最危险的人群之一，对于该人群的防控不可忽视。②该人群肛拭子中淋病和衣原体感染率较高，高于尿液和咽拭子标本。③部分地市HIV感染率处于较低水平，但是淋病和衣原体高发。

表17-2　2023年男男性行为人群性病主动监测结果

地区	梅毒阳性率/%	HIV阳性率/%	淋球菌阳性率/%	衣原体阳性率/%
江门	6.2（16/259）	0.8（2/259）	1.2（3/259）	9.7（25/259）
佛山	10.0（25/250）	13.2（33/250）	2.4（6/250）	9.6（24/250）
云浮	1.6（4/248）	0（0/248）	13.7（34/248）	9.7（24/248）
深圳	36.2（46/127）	22.0（28/127）	6.3（8/127）	14.2（18/127）
合计	10.3（91/884）	7.1（63/884）	5.8（51/884）	10.3（91/884）

（三）女性性工作者

2023年广东省共监测1 255例女性性工作者，梅毒阳性25例，阳性率为2.0%，较2022年监测结果（1.5%）上升了33.3%；HIV阳性2例，阳性率0.2%，较2022年监测结果（0.1%）上升100%；淋球菌阳性30例，阳性率为2.4%，较2022年监测结果（1.3%）上升84.6%；衣原体阳性130例，阳性率为10.4%，较2022年监测结果（12.3%）下降15.4%。详见表17-3。

女性性工作者平均年龄为36.2±12.0岁，大多数为汉族（86.9%）、未婚（39.7%）、外省户籍（64.0%）、月收入5 000元以下（38.3%）和初中及以下文凭（62.7%）。平均每周接待客户数量为6.0（2.0～16.0），有66.0%的女性性工作者在与客户发生性行为时每次都使用安全套；最近1个月有35.6%的女性性工作者为客户提供口交服务，仅11.7%的女性性工作者在每次口交时使用安全套。

通过监测发现：①女性性工作者性病感染率仍较高，提示该人群在性病传播中仍发挥较大作用，应加强重点干预；②有1/3的人提供口交服务且绝大多数未使用安全套，应考虑适当增加咽拭子采样；③HIV感染率低，仅江门和榕城各发现1例，后续可适当增大对低档场所的女性性工作者的抽查比例，加强线上交友线下服务的人群监测；④英德监测点HIV和梅毒感染率均为0，应考虑抽样质量及人群代表性。

表17-3　2023年女性性工作者性病主动监测结果

地区	梅毒阳性率/%	HIV阳性率/%	淋球菌阳性率/%	衣原体阳性率/%
江门	3.6（9/250）	0.4（1/250）	2.4（6/249）	18.9（47/249）
英德	0（0/258）	0（0/258）	0.8（2/257）	12.8（33/257）
云浮	1.2（3/250）	0（0/250）	7.2（18/249）	7.2（18/249）
普宁	3.6（9/250）	0（0/250）	0.8（2/250）	10.8（27/250）
榕城	1.8（4/225）	0.4（1/225）	0.8（2/250）	2.0（5/250）
合计	2.0（25/1 233）	0.2（2/1 233）	2.4（30/1 255）	10.4（130/1 255）

第三节　工作成效

广东省性病主动监测体系从建立到完善历经了8年多的时间，已经成为广东省性病疫情监测体系的重要组成部分，并取得了一定的成效。

（一）为政策制定提供更加全面丰富的数据支撑

性病主动监测体系的建立实现了长期、连续、系统的性病相关数据收集，能够为我们全面掌握全省性病疫情流行趋势、流行特征和传播规律提供更加全面丰富的数据支持和行动指导，能够为政府部门相关政策的制定提供科学的参考证据。

（二）有助于现有政策和策略的评估

通过对被动监测和主动监测数据的联合分析，可以帮助我们综合评估现行性病防控政策和策略的有效性，有助于识别和推广成功的经验和模式，也能够及时调整和改进相关的防控策略和政策。

（三）有助于性病精准干预的实施

通过对主动监测数据的开发利用，可以进一步明确性病的高风险感染人群、病种和地区等，从而开展早期预警和实施精准干预。

（四）为我国其他地区建立主动监测体系提供经验和做法

广东省性病主动监测体系的建立和完善为全国范围内其他地区的性病监测体系建设提供了宝贵的经验和实践范例，也有助于全国监测体系的完善。

第四节　经验和启发

广东省在建立和完善性病主动监测体系的过程中，借鉴参考了艾滋病主动监测体系建立的经验，也总结归纳了一些影响主动监测体系建设的关键做法，主要如下。

（一）政策支持

中国疾病预防控制中心性病控制中心和广东省卫生健康委员会的政策支持对全省性病主动监测项目的开展具有重要意义。中国疾病预防控制中心性病控制中心为项目提供技术指导，实施方案也是根据国家中心2007年下发的《全国性病监测方案（试行）》修订而来。广东省卫生健康委员会将全省性病主动监测工作纳入到省级性病防控任务中，并加强了性病主动监测工作的督导与考核。

（二）经费保障

广东省卫生健康委员会和省皮肤性病防治中心每年根据具体的监测任务安排，在省级性病防治经费中设立专项经费保障主动监测工作的开展。

（三）人员培训和质量管理

加强人员培训是确保监测工作有效开展的关键环节。每年在项目启动前应对各监测地区的主要工作人员开展项目培训，包括解读监测工作方案、开展流程、注意事项等。监测期内要不定期对各监测点开展工作督导，及时发现监测工作中存在的问题并调整，保证监测质量。

（四）监测内容的调整

每年在新一轮哨点监测开始之前，可以组织相关专家对上一年度的监测内容做一次回顾分析，结合防控工作的实际需求，在保证基本人口学特征、行为学特征和感染率监测等常规监测内容不变的基础上，对监测内容进行适当调整。

虽然广东省在性病主动监测工作方面取得了一些成绩，但仍存在不少困难和挑战，比如男男性行为人群和女性性工作者等人群的持续招募问题、数据收集过程的质量控制问题、各监测点的实施规范化问题、人员工作经费的保障问题等，都需要我们在未来的工作中不断解决和克服。

（赵培祯　南方医科大学皮肤病医院）

第十八章

广东省淋球菌耐药监测

淋球菌耐药是导致淋病广泛传播的重要因素之一，广东省从1987年开始启动淋球菌耐药监测工作，并在此基础上不断完善，建立了广东省淋球菌耐药监测体系，不仅为全省的淋病防治发挥了重要作用，也对全国淋球菌耐药监测工作做出了突出贡献。

第一节 具体做法

一、强化组织管理和完善工作机制

广东省淋球菌耐药监测体系是全省性病防治工作的重要组成部分。在各级卫生健康行政部门领导下，各级性病防治业务管理机构承担了组织协调和技术指导作用，各级各类医疗机构作为监测哨点积极参与了监测网络建设和监测工作的实施。各级部门职责明确，组织管理和工作机制完善。

（一）卫生健康行政部门

省、市和县（区）级卫生行政部门负责辖区网络监测工作的管理和协调，为其提供必要的政策和经费支持，组织编制辖区致病菌识别网工作方案和计划，定期开展督导检查，保障辖区淋球菌识别网工作正常运行。

（二）性病防治业务管理机构

1. 广东省皮肤性病防治中心

负责全省淋球菌耐药监测项目（GD-GASP）的组织实施和协调，包括开展淋球菌耐药性检测、全基因组分析与基因分型等分子流行病学监测、"超级耐药淋球菌"菌株的鉴定与追踪、及时发布年度监测通报指导临床与防治工作。开展全省各级实验室的技术培训、技术指导和质量控制，定期组织研讨会讨论相关工作，建立与完善全省实验室监测网络信息系统。

2. 地市级皮肤性病防治中心/慢性病防治机构

负责本辖区淋球菌耐药监测网络的组织实施和协调，同时作为监测哨点完成本医疗机构的监测任务。开展标本检测和菌株分离，复核鉴定辖区报送的菌株，对菌株进行分子分型实验和菌株耐药检测，完成菌株基本信息和实验结果的网上填报，并按时报送省级中心实验室。对辖区监测数据审核、分析和利用，开展技术培训、质量管理、疫情调查与处置。

（三）监测哨点医疗机构

哨点医疗机构指定专门科室和人员负责淋球菌识别网络监测工作。按照监测方案要求，开展相关病例信息登记，进行淋球菌培养鉴定与菌株保存和药物敏感性检测。发现可疑头孢曲松耐药菌及时上报，并协助开展流行病学调查；加强监测哨点，除完成常规监测任务外，尚需完成加强监测哨点相关任务，包括菌株选择、最小抑菌浓度（MIC）测定与全基因测序。接受广东省皮肤性病防治中心实验室组织的质量管理和督导培训。

二、建立并完善广东省淋球菌耐药监测体系

（一）广东省淋球菌耐药监测体系建设

广东省依托全省20个地市564家规范化性病实验室网络建设，整体布局建立全省淋球菌耐药监测网，健全性病耐药监测体系。这个过程经历了从起步、发展到成熟的三个发展阶段。

起步阶段（1987—2007年）：1987年广东省皮肤性病防治中心作为首批参

与机构成为国家淋球菌耐药监测点，之后深圳市慢性病防治中心和广州市皮肤病防治所先后成为监测点。1992年该项目纳入世界卫生组织西太区淋球菌耐药监测项目。

发展阶段（2008—2017年）：2008年起，结合广东省规范化性病实验室的建设，创建含国家级、省级和市级监测点的三级淋球菌耐药监测体系，建立广东省皮肤性病防治中心、广州市皮肤病防治所与深圳市慢性病防治院3家国家级监测点及东莞、韶关、茂名、江门、珠海、汕头和中山市性病（慢病）中心7家省级监测点组成的全省监测网。此外深圳、珠海与中山市还探索创建了市级监测网。

成熟阶段（2017年至今）：在《国家卫生计生委办公厅关于开展国家致病菌识别网有关工作的通知》与《广东省卫生计生委办公室关于做好国家致病菌识别网实施有关工作的通知》文件支持下，按照《广东省开展国家致病菌识别网工作实施方案》要求，进一步推动淋球菌耐药监测网的建设，建立了由省中心、市中心及哨点组成的三级监测网络，其至2020年网络覆盖了全省20个地市的45家监测哨点。其中广州市、深圳市、江门市、中山市等地共有6家医疗机构发展为国家级耐药监测哨点，深圳、东莞、珠海、江门和中山等地市建立了市级耐药监测网。随着"超级淋球菌"传入我省，2022年起在监测哨点网络中组建加强哨点网络，开展基于全基因序列分析的分子流行病学等加强监测工作。2023年发展为由20个地市26家监测哨点组成的加强监测哨点网络。

（二）加强淋球菌耐药监测能力建设

1. 加强耐药监测人才队伍建设，提高耐药监测水平

每个监测哨点由1名负责人及1～2名专业耐药监测技术人员组成。科学制订培训计划，提高监测哨点管理及技术水平。省皮肤性病防治中心实验室每年组织对全省监测网络实验室人员的理论与技术培训，召开监测哨点负责人工作研讨会，对上一年度工作进行总结及对本年度工作进行部署，保障每个哨点人才队伍的管理与技术水平。

2. 创建信息化系统，提升监测效率和预警能力

传统耐药监测数据上报采用纸质或电子表格进行年度上报，无法第一时间掌握全省耐药情况，加之数据整理费时费力，严重影响了监测效率，也无法实现"超级淋球菌"的实时预警。2021年广东省皮肤性病防治中心建立了广东省淋球菌耐药实时监测及预警信息系统，实现了人口信息学、耐药菌株信息和药敏结果的即时上报和耐药菌的预警功能，同时对头孢菌素治疗失败的患者进行随访。该系统大大提高了耐药监测效率，实现了省皮肤性病防治中心对全省淋球菌监测网的实时管理。为了促进淋球菌分子流行病学监测水平，2021年省皮肤性病防治中心开发了性病病原体分子流行病学分析信息系统，实现了基于靶基因或全基因序列的淋球菌及其他性病病原菌基因分型和耐药基因分析等分子流行病学分析。

3. 建立表彰机制，促进监测工作健康发展

根据监测任务完成率、监测质量和成果产出等多个方面的量化指标进行评比，对优秀市级耐药监测管理机构和先进监测哨点进行表彰，强化三级耐药监测管理体系，提高耐药监测管理及工作的主动性和积极性。

三、创新耐药监测技术，深化监测研究

（一）开发药敏检测新技术，提升药敏检测能力

传统琼脂稀释法的淋球菌耐药检测方法对实验室条件和技术人员要求较高，耗时长，在大多数哨点无法推广开展。2016年省中心开发了淋球菌微量稀释法药敏检测新技术，与传统琼脂稀释法具有相似的优点，操作简单，耗时短，可实现临床实验室的即时检测。该技术在全省各哨点进行适宜技术应用推广方面，取得良好的效果。

（二）开发菌株保存与运输新技术，促进样本库建立

针对菌株运输过程中菌株易失活的问题，广东省皮肤性病防治中心自主研发了可以室温运输淋球菌的运送管，避免了菌株的超低温冰箱保存，有效促进了监测点菌株的收集与运输。2021年自主研发的运输管开始投入到全省淋球菌耐药监测工作中，助力广东省省级淋球菌菌株库的建立，为加强监测奠定了基础。

（三）建立分子流行病学检测技术，提升加强监测能力

随着加强监测工作的深入开展，省级性病中心实验室先后建立了淋球菌分

子检测技术、基因分型技术［淋球菌多位点序列分型（NG-MLST）、淋球菌多抗原序列分型（NG-MAST）和淋球菌耐药序列分型（NG-STAR）等］、耐药基因分析技术、全基因测序及全基因生物信息学分析技术等，有效促进了"超级淋球菌"的检测、监测与追踪。

（四）开展新药筛选与机制研究，应对耐药菌治疗

世界卫生组织建议当淋球菌耐药率超过5%，该抗生素将不再适用于作为治疗首选药物。为了应对日益严峻的耐药形势，省级性病中心实验室对淋球菌新药进行了筛选和作用机制研究。通过对抗生素联用及中草药抗菌研究，发现抗生素及中药协同作用可通过抑制外膜囊泡和生物膜发挥抗菌和协同抗菌效果，有效地杀灭"超级淋球菌"。

四、加强质量控制，确保监测数据的科学性

（一）制订统一的耐药监测工作和技术方案

《广东省淋球菌识别网监测工作方案》包括监测药物，监测目的，哨点设置，标本采集，菌株培养鉴定和药敏试验，常规监测工作，加强监测工作，菌株保存和转运，组织管理与职责分工，质量控制，生物与信息安全要求，数据的使用和资源的共享、培训、评估和督导与年度监测结果通报等。《广东省淋球菌耐药监测技术方案》包括耐药监测哨点开展淋球菌分离培养鉴定、药物敏感性实验及菌株运输和保存，以及使用《三代头孢菌素类药物治疗失败（耐药）淋球菌感染者信息调查表》，指导耐药监测工作具体操作和实施。

（二）加强质量控制，确保监测质量

室内质量控制人员包括检测人员必须接受过广东省淋球菌耐药性检测技术的培训，严格按照《广东省淋球菌耐药监测技术方案》进行实验室检测工作，采用WHO提供的相应质控菌株进行室内质控。室间质评由省性病中心实验室定期组织，发放质控样本到各哨点实验室，开展淋球菌鉴定、耐药性检测以及对实验结果反馈及时性等方面进行质量评估的工作。

（三）加强督导和现场技术指导

根据卫生健康行政部门要求，省中心实验室每年组织对地市监测哨点，地市中心实验室对辖区内哨点医院进行督导和现场技术指导，及时发现问题，提出解决方案，抓好整改落实，促进哨点监测规范性。

第二节　工作成效

一、建成广东省淋球菌耐药监测体系与信息化管理系统

广东省淋球菌耐药监测体系建设经历了3个阶段，实现了从量变到质变的过程。监测哨点数量从1987年的1个地市1家哨点增至2023年的20个地市47家哨点（图18-1、图18-2），包括广东省皮防中心实验室、20个地市皮防（慢病）中心实验室及26个医疗机构实验室参加的广东省淋球菌耐药监测识别网（GD-GASP）；哨点覆盖面从最初的广州市到整个珠三角地区，并逐渐扩大到粤东、粤西和粤北地区，实现广东省淋球菌耐药监测的信息化管理，监测能力持续增强。监测菌株数从1996年的201株增至2022年的2 093株，监测报告发病率从低于1%上升至9.03%，达到国际先进水平。

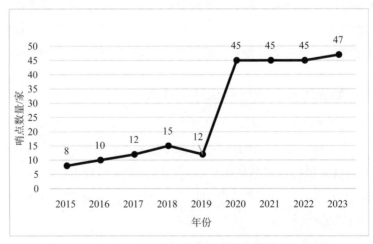

图18-1　2015—2023年广东省淋球菌耐药监测哨点数量

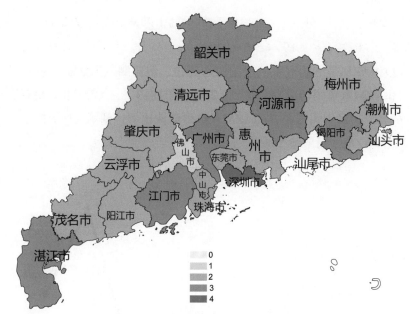

图18-2　广东省淋球菌耐药监测哨点地理分布图

二、掌握广东省淋球菌耐药现状与趋势

（一）广东省淋球菌耐药流行现状和趋势

根据国家耐药监测要求，对7种抗生素耐药现状进行了监测。结果发现广东省淋球菌环丙沙星（ciprofloxacin，CIP）耐药率增长最快，从1996年的17.41%上升到2020年的82.32%（$\chi^2 = 509.1$，$P < 0.05$）。青霉素（penicillin，PEN）、四环素（tetracycline，TET）耐药率维持在较高水平，1996—2008年PEN耐药率为53.70%～97.39%，TET耐药率2013—2022年维持在88.27%～100%。2013—2020年阿奇霉素（azithromycin，AZM）耐药率从8.60%上升到20.03%（$\chi^2 = 20.1$，$P < 0.05$），大观霉素（spectinomycin，SPT）耐药率为0～0.25%；头孢克肟（cefixime，CFM）的低敏率从6.00%上升到23.16%（$\chi^2 = 11.7$，$P < 0.05$），头孢曲松（ceftriaxone，CRO）的低敏率从2.00%上升到16.14%（$\chi^2 = 14.4$，$P < 0.05$）。1996—2020年质粒介导的产青霉素酶淋球菌（penicillinase-producing *Neisseria gonorrhoeae*，PPNG）和TET高水平耐药淋球菌（tetracycline-resistance *Neisseria gonorrhoeae*，TRNG）流行

率也呈现增长趋势，分别从1.99%增至50.94%（$\chi^2 = 166.1$，$P<0.05$）以及从1.49%增至59.02%（$\chi^2 = 100.4$，$P<0.05$）。

CRO和AZM是淋病双重治疗的候选药物，但监测数据显示，广东省2019年CRO和AZM双重耐药分离株达到9.28%（图18-3），AZM和CFM双重耐药株为8.64%。2021年头孢菌素和AZM双重耐药株比例达到了10%，提示广东省头孢菌素和AZM耐药形势严峻。

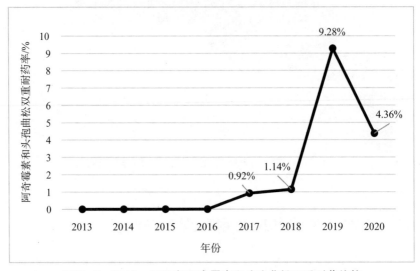

图18-3　2013—2020年阿奇霉素和头孢曲松双重耐药趋势

（二）全省淋球菌耐药的分子流行病学特征与趋势

产青霉素酶淋球菌基因分型研究发现新型流行株可能是导致广东省淋球菌流行率迅速上升的原因。2013—2017年非洲型PPNG的占比从18.4%升至64.1%（$P<0.001$），亚洲型PPNG从81.6%降至33.3%（$P<0.001$），美国型TRNG的比例从0增加至13.7%（$P = 0.003$），荷兰型TRNG从100%降至86.3%（$P = 0.003$）。提示广东省非洲型PPNG正在增加，出现了更多新的STs菌株。

NG-MLST、NG-MAST和NG-STAR等基因分型发现，2021年我省50株头孢菌素低敏株中，ST7360（25%）、ST7363（16%）、ST1903（14%）和ST1901（12%）为NG-MLST优势流行型，ST1143和ST1696为NG-STAR优势流行型，ST17748和ST14292为NG-MAST优势流行型，此结果对耐药菌株的溯源提供了科学依据。

淋球菌全基因组测序分析发现，2021年广东省20个城市347株淋球菌中，头孢菌素低敏株在进化支11.1（100%）、2（66.7%）和0（55.7%）中为高峰，而主要原因是在分支中存在*pen*A-60.001或新的*pen*A等位基因的菌株（图18-4）。*pen*A图谱分析表明，*pen*A镶嵌型结构中的A311V和T483S与头孢菌素敏感性密切相关，与*pen*A-60.001最接近的新等位基因NEIS1753_2840和NEIS1753_2837对CRO和CFM敏感性均降低。结果可揭示淋球菌*pen*A等位基因进化突变与头孢菌素敏感性降低相关的变化趋势，对鉴定新的抗菌药物耐药性基因和鉴定进化谱系具有重要作用。

（三）发现"超级淋球菌"，追踪监测其传播

2016年广东省首次发现"超级淋球菌"。2016—2019年，对广东省淋球菌耐药监测网9个城市4 113株淋球菌监测，发现6株*pen*A-60.001克隆株在5个城市传播，其中3株与全球流行的FC428菌株近源（图18-5），提示全球FC428相关克隆已在广东传播。2021年进一步监测结果显示9/20个城市中发现了12株超级淋球菌的传播，其中有9株来自珠三角地区。利用系统发育树追踪这些菌株的进化关系，发现已形成独特广东优势流行群（图18-6），并在省内形成广泛传播。

（四）监测结果指导临床用药

广东省淋球菌耐药实时监测及预警信息系统，各临床实验室实时报告药物敏感性结果，以及广东省的年度淋球菌耐药监测结果通报（图18-7），有效地指导了临床治疗淋病抗菌药物的优选。

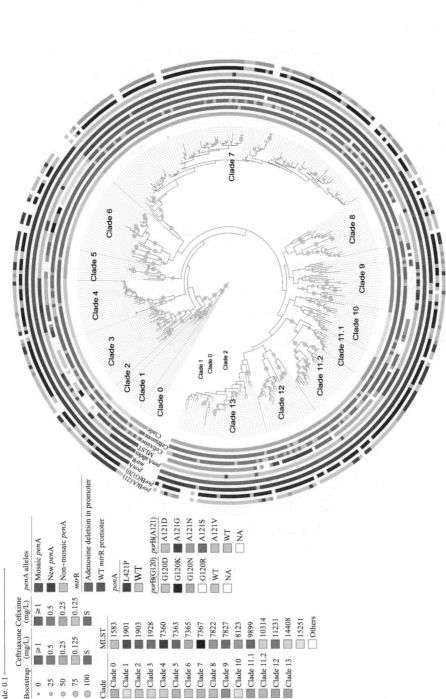

图18-4 2021年广东省347株淋球菌全基因系统发育进化树

注：本图由RAxML软件（8.2.12版本）生成。

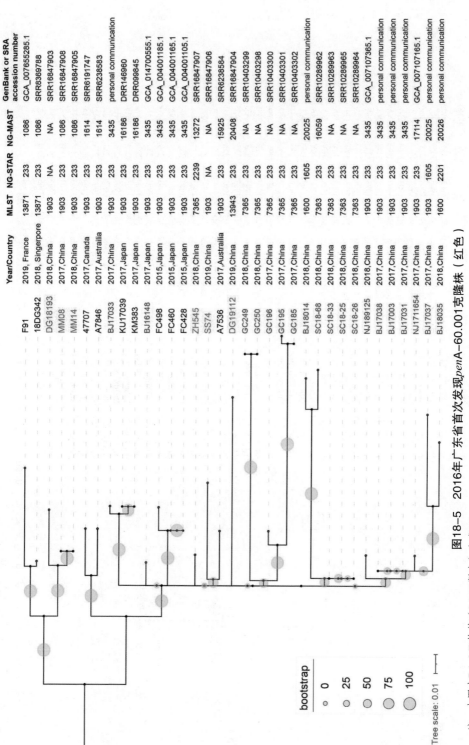

图18-5　2016年广东省首次发现penA-60.001克隆株（红色）

注：本图由RAxML软件（8.2.12版本）生成。

Tree scale: 0.01

Isolates	SRA	Year	Region/Country	Gender	MLST	NG-STAR	NG-MAST
A7536	SRR6238584	2017	Australia	Male	1903	233	15925
DG18193	SRR16847903	2018	Guangdong, China	NA	1903	3859	NA
MM08	SRR16847908	2017	Guangdong, China	Male	1903	233	1086
GD2021268	This study	2021	Guangdong, China	Male	1903	1143	NA
GD2021269	This study	2021	Guangdong, China	Male	1903	1143	NA
GD2021270	This study	2021	Guangdong, China	NA	1903	1143	NA
GD2021271	This study	2021	Guangdong, China	Male	1903	1143	NA
GD2021273	This study	2021	Guangdong, China	Male	1903	1143	NA
GD2021272	This study	2021	Guangdong, China	Female	1903	5088	1791
GD2021291	This study	2021	Guangdong, China	Male	7365	1143	NA
GD2021267	This study	2021	Guangdong, China	Male	1903	NA	NA
GD2021236	This study	2021	Guangdong, China	Male	1588	NA	NA
GD2021027	This study	2021	Guangdong, China	Male[a]	10314	4465	NA
AT159	SRR19905848	2022	Austria	NA	16406	996	16848
G7944	ERR2560139	2018	England	NA	12039	996	16848
A2735	ERR2865780	2018	Australia	NA	12039	996	16848
A2543	ERR2865779	2018	Australia	Female	12039	233	NA
FC498	DRR124763	2015	Japan	Male	1903	233	3435
KU16054	DRR099846	2015	Japan	Male	1903	233	3435
FC428	SRR6238586	2015	Japan	Male	1903	233	3435
FC460	SRR6238585	2015	Japan	Male	1903	233	3435
GD2021266	This study	2021	Guangdong, China	Male	13943	233	20408
DG19112	SRR16847904	2019	Guangdong, China	Male	13943	233	NA
SC18-26	SRR10289964	2018	Chengdu, China	Male	1903	233	NA
SC18-33	SRR10289963	2018	Chengdu, China	Male	1903	233	NA
SC18-25	SRR10289965	2018	Chengdu, China	Male	1903	233	NA
A7846	SRR6238583	2017	Australia	Male	1903	233	1614
47707	SRR6191747	2017	Canada	Female	1903	233	1614
YL201	SRR15204538	2020	Shenzhen, China	Female	1600	2238	NA
KU17039	DRR146960	2017	Japan	NA	1903	233	16186
KM383	DRR099845	2017	Japan	Male	1903	233	16186
18DG342	SRR8369788	2018	Singapore	Female	13871	233	1086
CA-51742	SRR8695957	2018	Canada	NA	1903	233	3435
GC195	SRR10403301	2017	China	NA	1903	1143	NA
GC185	SRR10403302	2017	China	NA	1903	1143	NA
GC196	SRR10403300	2017	China	NA	1903	1143	NA
GC249	SRR10403299	2018	China	NA	7365	1621	NA
GD2021265	This study	2021	Guangdong, China	Male	7365	1621	NA

Clade A　Clade B　Clade C　Clade D

bootstrap 0 25 50 75 100

图18-6　2021年广东省penA-60.001克隆株（蓝色）与其他耐药株系统发育树

注：本图由RAxML软件（8.2.12版本）生成。

广东省皮肤性病防治中心

粤皮防函〔2022〕09号

关于广东省 2021 年淋球菌耐药性监测结果及
临床治疗建议的通报

各地市性病防治单位、相关监测点医院：

根据《广东省卫生健康委办公室关于印发广东省致病菌识别
网监测工作方案（2020 年版）的通知》（粤卫办疾控函〔2020〕
51 号）和《广东省财政厅关于提前下达 2021 年省级医疗卫生健
康事业发展专项资金（第一批）的通知》（粤财社〔2020〕366
号）文件要求，2021 年我省在 20 个地市 45 家医疗机构开展了
淋球菌耐药监测工作。现将 2021 年度淋球菌耐药性监测结果及
临床治疗建议通报如下，请各地市及时转发给各医疗机构，指导
临床用药，防止耐药菌扩散。同时，请结合本地实际情况开展淋
球菌临床或实验室耐药监测工作，发现头孢曲松临床治疗失败的
病例，及时上报省皮肤性病防治中心。

附件：2021 年广东省淋球菌耐药监测报告及临床治疗建议

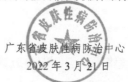

广东省皮肤性病防治中心
2022 年 3 月 21 日

图18-7　淋球菌耐药监测结果及临床治疗建议通报

三、科学研究进一步深化了耐药监测

以控制淋球菌耐药为导向，开展淋球菌监测相关研究。国家自然科学基金
项目《Pristimerin靶向nqG3PDH–糖酵解–生物膜信号轴送转淋病头孢曲松耐药

的作用机制研究》发现可以有效逆转淋球菌对头孢曲松的耐药性，其通过外泌体及糖酵解途径调控杀灭"超级淋球菌"；在科技厅课题"淋球菌耐药及分子流行病学研究"中，研究自2013年至2023年广东省淋球菌的抗生素耐药性及基于WGS的分子流行病学研究，发现耐三代头孢的比率逐年增加，"超级淋球菌"出现并形成传播优势群；建立了基于CRISPR-cas12/13的等温核酸扩增及耐药检测系统，有望实现核酸即时检验以便淋球菌的筛查。

四、提升学术领域的国内外影响力

基于广东省科技厅海外名师项目，组织开展多期淋球菌耐药监测项目海外名师交流。同时在淋球菌感染与耐药国际会议、国家淋球菌耐药高峰论坛、全球健康高峰论坛和WHO性病防治学术会议（上海、日本、北爱尔兰）多次进行经验交流，提升国内和国际知名度。

第三节　经验和启发

广东省淋球菌耐药监测体系的建设和成功应用，在我省和国家淋病防控中都做出了突出贡献，积累了一定经验和启发，如下。

（一）政策支持

国家、省卫生健康委员会和医院政策支持，为监测项目规范化开展提供了保障。

（二）经费保障

经费投入从无到有，随着耐药监测工作的持续性开展，在取得一定监测成效情况下，获得中央和省级财政厅经费支持，并将耐药监测工作纳入到性病防控任务中，保障淋球菌耐药常规监测和加强监测工作的顺利开展。

（三）体系保障

在广东省性病实验室规范化建设和质量控制网络的基础上，建立全省淋球菌耐药监测体系是规范化性病实验室的进一步提升。完善的三级管理和质量保障体系，保障了耐药监测工作的开展。

（四）质量保障

监测质量是监测能力和水平的体现。广东省淋球菌耐药监测网从少数几个哨点到覆盖全省47个点，各个监测哨点之间的监测能力存在差异，通过制订并下发实施方案、技术方案、室内质量控制等文件全方位指导耐药监测工作开展，通过反复培训、督导、评估、点对点指导、室间质评等措施保障耐药监测的质量。

（五）创新发展

以往耐药监测相关工作全靠手工，不仅效率低、时效性差、工作量大，也成为耐药监测工作发展的瓶颈。省级性病中心实验室牵头创建微量稀释法MIC检测技术、样本常温运送技术、开发数据上报及预警信息系统和分子流行病学分型系统，提高了监测时效性，实现了耐药预警和随访功能，以及基于全基因组测序（WGS）的分子流行病学监测，使得广东省淋球菌耐药监测又上新台阶。

（六）激励机制

由于广东省存在较大地域性差异，不同地区哨点实验室监测水平和能力参差不齐，监测积极性也存在差异，因此监测任务的完成情况各不相同。省皮肤性病防治中心实验室通过建立评优评先的激励机制，循序渐进提高了各哨点监测工作的积极性和创造性，使监测哨点努力完成监测任务。同时通过研究成果产出和项目申报帮扶，调动了监测人员的主动性和积极性，从而带动耐药监测体系的进一步发展。

（覃晓琳　南方医科大学皮肤病医院）

● **参考文献：**

[1] 谢庆辉，覃晓琳，黄进梅，等. 广东省淋病奈瑟菌耐药监测网络的建设与监测结果分析[J]. 中国艾滋病性病，2022，28（9）：1055-1059.

［2］ LIN X M，CHEN W T，XIE Q H，et al. Dissemination and genome analysis of high-level ceftriaxone-resistant *penA* 60.001 *Neisseria gonorrhoeae* strains from the Guangdong gonococcal antibiotics susceptibility programme（GD-GASP），2016-2019［J］. Emerging microbes & infections，2022，11（1）：344-350.

［3］ LIN X M，CHEN W T，YU Y Q，et al. Emergence and genomic characterization of *Neisseria gonorrhoeae* isolates with high levels of ceftriaxone and azithromycin resistance in Guangdong，China，from 2016 to 2019［J］. Microbiol spectrum，2022，10（6）：e01570-22.

［4］ LIAO Y W，XIE Q H，LI X X，et al. Dissemination of *Neisseria gonorrhoeae* with decreased susceptibility to extended-spectrum cephalosporins in Southern China，2021：a genome-wide surveillance from 20 cities［J］. Annals of clinical microbiology and antimicrobials，2023，22（1）：39.

［5］ QIN X L，ZHAO Y H，CHEN W，et al. Changing antimicrobial susceptibility and molecular characterisation of *Neisseria gonorrhoeae* isolates in Guangdong，China：in a background of rapidly rising epidemic［J］. International journal of antimicrobial agents，2019，54（6）：757-765.

第十九章
广东省性病专题流行病学调查

专题流行病学调查是为了解决主动监测和被动监测无法涵盖的问题，为性病防控、健康政策制定以及相关科学研究提供更加充足的科学依据和决策支持。广东省通过三期梅毒个案调查、淋病上升影响因素调查和育龄女性衣原体感染患病率调查等实践，在性病专题流行病学调查方面积累了丰富的实践经验。本章将从重点性病病例个案调查、性病疫情影响因素调查和人群患病率专项调查等三个主题介绍广东省的性病专题流行病学调查实践内容。

第一节　重点病例个案调查：三期梅毒个案调查

三期梅毒是危害极大的性病，可侵及神经系统产生无症状神经梅毒、梅毒性脑膜炎、脑膜血管梅毒和脊髓梅毒，心血管系统可产生主动脉炎、主动脉瘤和主动脉瓣闭锁不全等。三期梅毒损害病程长，破坏性大，常造成器质性毁坏而致功能异常和丧失。2004—2013年，广东省三期梅毒报告病例数由2004年的74例增加至2013年的671例，报告发病率由2004年的0.09/10万增长至2013年的0.63/10万，年均增长24.14%。为了解广东省三期梅毒报告准确性和规范诊疗等现状，加强对全省三期梅毒的基础数据掌握，为防治三期梅毒提供依据，广东省组织开展了三期梅毒重点病例的个案调查。

一、具体做法

广东省综合考虑三期梅毒的发病特点、报病数量和调查的可行性，制订了调查方案，具体做法如下。

（一）调查对象

对于2009—2014年广东省内医疗机构在中国疾病预防控制信息系统传染病报告信息管理系统内上报的所有三期梅毒确诊病例开展回顾性个案调查。

（二）调查内容和指标

1. 调查内容

通过专家访谈和预实验调查，确定回顾性调查内容，主要包括基本人口学信息、疾病诊断情况、实验室检查结果、治疗情况和病史等。同时对于三期梅毒病例开展病例准确性核查，准确性核查根据国家梅毒诊断标准（WS 273—2007）中三期梅毒的诊断标准，结合流行病学史、临床表现和实验室检查结果等判断其是否符合三期梅毒确诊病例诊断标准。

2. 主要调查指标

三期梅毒报告准确率，即上报的三期梅毒病例中，经核查为诊断依据充分且上报信息准确的三期梅毒病例比例。其中，分母为报告的三期梅毒病例总数，分子为经准确性核查确认有充分诊断依据诊断为三期梅毒确诊病例的病例数。

（三）调查流程

为保障调查的顺利开展，保证调查质量，省皮肤性病防治中心制订了规范的调查流程，明确各级机构在调查中的相应职责。第一，省皮肤性病防治中心从传染病报告信息管理系统中导出全省上报的三期梅毒病例信息清单，对所有病例根据个人信息进行统一编号，分发给各地级市皮防（慢病）机构，由各地级市机构分发至辖区内各相关县（区）机构。第二，县（区）级机构根据调查问卷回顾收集相关调查资料，完成调查问卷的填写。同时各县（区）级机构的调查员根据病例信息和三期梅毒诊断标准核查病例报病是否准确。第三，县（区）级机构将收集的病例资料双人双录入至EpiData数据库，经一致性检验核查后，上报至市级皮防（慢病）机构。市级皮防（慢病）机构将整合后的数据库上报至省皮肤性病防治中心。第四，省皮肤性病防治中心根据收集的病例信息对确诊病例的诊断依据开展复核，以确认上报病例是否有足够的诊断依据确诊为三期梅毒病例。

（四）质量控制

为了保障调查质量，省皮肤性病防治中心对个案调查开展了一系列质量控制工作。主要包括四个阶段。第一，开展项目预调查。在全省调查开展前，省皮肤性病防治中心选择两个地市进行预调查，通过预调查对方案和调查问卷进行优化，提升方案的可行性。第二，开展调查培训工作。在调查开始前，由省皮肤性病防治中心组织各地级市皮防（慢病）机构人员进行培训，主要培训调查方案的实施和数据库的录入等内容，随后市级机构对辖区内区（县）级人员进行培训。第三，督导与复核。省皮肤性病防治中心于调查的中期，选择两个调查点进行实地督导。市级皮防（慢病）机构分别从病例信息收集初期和中期辖区内的病例中随机抽取部分样本进行复核，及时发现调查中的各项问题并整改。第四，数据录入阶段。调查数据的录入采用双人双录，录入完成后进行一致性核查，对两份数据库的不一致处对照原始问卷进行修改。

二、结果

通过三期梅毒个案调查全面了解了全省三期梅毒病例的基本人口学特征、报病准确率和规范诊疗率等，具体结果如下。

（一）基本人口学特征

2004—2013年广东省共报告三期梅毒确诊病例3 805例，平均年龄52.5±16.9岁，32.4%的患者在60岁以上，90.3%已婚，25.8%是农民，42.6%的病例来自精神科。详见表19-1。

表19-1　基本人口学特征

特征		频数	频率
年龄/岁	≤30	339	8.9
	31～40	486	12.8
	41～50	817	21.5
	51～60	928	24.4
	61～70	655	17.2
	>70	580	15.2

续表

特征		频数	频率
婚姻状况	已婚	3 437	90.3
	未婚	238	6.3
	离异或丧偶	130	3.4
职业	农民	981	25.8
	商业服务	259	6.8
	离退休人员	517	13.6
	家务及待业	757	19.9
	不详	614	16.1
	其他	677	17.8
诊断科室	精神科	1 622	42.6
	皮肤性病科	620	16.3
	心血管/骨/眼科	274	7.2
	其他	1 289	33.9
医院类型	省级	251	6.6
	市级	2 684	70.5
	乡镇级	870	22.9
报病年份	2009—2010	1 183	31.1
	2011—2012	1 335	35.1
	2013—2014	1 287	33.8
地区	珠三角地区	1 100	28.9
	非珠三角地区	2 705	71.1

（二）诊断正确性

纳入的3 805例三期梅毒确诊病例中，其中1 968例是正确诊断，1 837例是错误诊断，正确诊断率为51.7%。在1 837例错误诊断的病例中，28例（1.5%）应为一期梅毒，23例（1.3%）应为二期梅毒，1 106例（60.2%）应为隐性梅毒，680例（37.0%）不是梅毒患者。详见表19-2。

表19-2 三期梅毒正确诊断特征分布

特征		正确诊断（$n=1\,968$）		错误诊断（$n=1\,837$）	
		频数	构成比（95% CI）	频数	构成比（95% CI）
年龄/岁	≤30	91	4.6（3.7，5.6）	248	13.5（11.9，15.1）
	31～40	216	11（9.6，12.4）	270	14.7（13.1，16.3）
	41～50	519	26.4（24.4，28.3）	298	16.2（14.5，17.9）
	51～60	579	29.4（27.4，31.4）	349	19.0（17.2，20.8）
	61～70	345	17.5（15.8，19.2）	310	16.9（15.2，18.6）
	>70	218	11.1（9.7，12.5）	362	19.7（17.9，21.5）
婚姻状况	已婚	1 784	90.7（89.4，91.9）	1 653	90.0（88.6，91.4）
	未婚	109	5.5（4.5，6.6）	129	7.0（5.8，8.2）
	离异或丧偶	75	3.8（3.0，4.6）	55	3.0（2.2，3.8）
职业	农民	474	24.1（22.2，26.0）	507	27.6（25.6，29.6）
	商业服务	138	7.0（5.9，8.1）	121	6.6（5.4，7.7）
	离退休人员	292	14.8（13.3，16.4）	225	12.2（10.74，13.7）
	家务及待业	422	21.4（19.6，23.2）	335	18.2（16.5，20.0）
	不详	275	14.0（12.4，15.5）	339	18.5（16.7，20.2）
	其他	367	18.7（16.9，20.4）	310	16.9（15.2，18.6）
诊断科室	精神科	1 171	59.5（57.3，61.7）	451	24.6（22.6，26.5）
	皮肤性病科	281	14.3（12.7，15.8）	339	18.4（16.7，20.2）
	心血管/骨/眼科	89	4.5（3.6，5.4）	185	10.1（8.7，11.4）
	其他	427	21.7（19.9，23.5）	862	46.9（44.6，49.2）
医院类型	省级	147	7.5（6.3，8.6）	104	5.7（4.6，6.7）
	市级	1 537	78.1（76.3，79.9）	1 147	62.4（60.2，64.7）
	乡镇级	284	14.4（12.9，16.0）	586	31.9（29.8，34.0）
报病年份	2009—2010	559	28.4（26.4，30.4）	624	34.0（31.8，36.1）
	2011—2012	679	34.5（32.4，36.6）	656	35.7（33.5，37.9）
	2013—2014	730	37.1（35.0，39.2）	557	30.3（28.2，32.4）
地区	珠三角地区	458	23.3（21.4，25.1）	642	34.9（32.8，37.1）
	非珠三角地区	1 510	76.7（74.8，78.6）	1 195	65.1（62.9，67.2）

（三）三期梅毒亚分类

在正确诊断的三期梅毒的1 968例中，有1 615例（82.1%）为晚期神经梅毒。详见表19-3。

表19-3　三期梅毒亚分类

指标	频数	频率
晚期神经梅毒	1 615	82.1
梅毒性脑膜炎	179	11.1*
梅毒性硬脑膜炎	53	3.3*
脑膜血管梅毒	186	11.5*
麻痹性痴呆	1 105	68.4*
脊髓痨	115	7.1*
视神经萎缩	73	4.5*
皮肤黏膜损害	120	6.1
骨梅毒	51	2.6
眼梅毒	41	2.1
心血管梅毒	145	7.4
其他	40	2.0

注：*号数据以晚期神经梅毒频数（1 615）作为分母计算。

（四）三期梅毒错误诊断影响因素分析

影响因素分析显示，与精神科相比，皮肤性病科、心血管/骨/眼科及其他科室更容易错误诊断三期梅毒；与省级医疗机构相比，乡镇级医疗机构更容易诊断错误；报告年份越早的三期梅毒病例错误诊断率越高；与珠三角地区相比，非珠三角地区更容易诊断错误。详见表19-4。

表19-4　三期梅毒错误诊断影响因素分析

指标		未调整模型			调整后模型		
		cOR	95% CIs		aOR	95% CIs	
诊断科室	精神科	Ref			Ref		
	皮肤性病科	3.13	2.59	3.8	3.24	2.66	3.95
	心血管/骨/眼科	5.4	4.1	7.11	5.51	4.16	7.28
	其他	5.24	4.47	6.14	5.36	4.56	6.29
医院类型	省级	Ref			Ref		
	市级	1.02	0.78	1.32	1.00	0.77	1.31
	乡镇级	2.92	2.19	3.89	2.89	2.14	3.89
报病年份	2009—2010	1.46	1.25	1.72	1.44	1.22	1.69
	2011—2012	1.27	1.09	1.48	1.28	1.09	1.49
	2013—2014	Ref			Ref		
地区	珠三角地区	1.77	1.54	2.04	1.7	1.46	1.97
	非珠三角地区	Ref			Ref		

（五）三期梅毒规范化治疗情况及其影响因素

正确诊断的三期梅毒中，规范化治疗率为24.9%。影响因素分析显示，与精神科相比，皮肤性病科、其他科室诊断的三期梅毒规范诊疗率更高；与省级医疗机构相比，市级医疗机构诊断的三期梅毒规范诊疗率更高；报告年份越晚的三期梅毒规范诊疗率更高；相比非珠三角地区，珠三角地区报告的三期梅毒规范诊疗率更低。详见表19-5。

表19-5　三期梅毒规范化治疗情况及其影响因素

指标		未调整模型			调整后模型		
		cOR	95% CIs		aOR	95% CIs	
诊断科室	精神科	*Ref*			*Ref*		
	皮肤性病科	2.81	2.14	3.69	2.62	1.98	3.46
	心血管/骨/眼科	1.1	0.66	1.83	1.28	0.76	2.15
	其他	1.66	1.3	2.13	1.64	1.27	2.1
医院类型	省级	*Ref*			*Ref*		
	市级	1.49	0.99	2.24	1.65	1.08	2.5
	乡镇级	0.94	0.58	1.53	1.10	0.67	1.82
报病年份	2009—2010	0.88	0.69	1.12	0.84	0.65	1.07
	2011—2012	0.71	0.56	0.9	0.78	0.56	0.9
	2013—2014	*Ref*			*Ref*		
地区	珠三角地区	0.74	0.58	0.94	0.77	0.6	0.99
	非珠三角地区	*Ref*			*Ref*		

三、成效

广东省组织开展的三期梅毒个案调查，为全省三期梅毒的防治提供了重要的信息支撑，取得了一定的成效。

（1）三期梅毒个案调查推动了全省三期梅毒准确性核查工作，并形成了常态化防治工作，促进了全省三期梅毒的防治。

（2）通过三期梅毒个案调查工作发现了广东省三期梅毒报告的准确性较低以及诊疗不规范等问题，为后续加强三期梅毒防控工作和相关人员诊疗培训提供了数据支持。后续广东省有针对性地加强了相关医务人员的诊疗培训工作，对于提高梅毒的诊断和治疗水平、降低误诊率和漏诊率具有重要意义。

（3）通过该调查也反映出全省监测体系的不完善，建立三期梅毒监测网络至关重要，广东省已将三期梅毒核查工作纳入全省病例监测体系，每年常规开展病例个案监测工作，确保及时发现并准确报告和治疗病例。

第二节　疫情影响因素调查：淋病疫情增长影响因素调查

该调查的背景是，自2015年以来，广东省淋病报告发病率呈现增长的趋势，2016年淋病报告发病率为20.0/10万，较2015年（16.0/10万）增长25%。2017年1—7月广东省淋病报告发病率继续保持增长趋势，同比增长49.9%。为准确了解淋病报告疫情上升的原因，加强淋病疫情的防控工作，广东省皮肤性病防治中心组织开展了广东省淋病疫情增长影响因素调查。

一、具体做法

本次调查在全省选择了报病数量最多的10个地市，每个地市选择了数量较多的3～4家医院，总调查数量涵盖了90%的病例数，从淋病报病准确性、检测方法、检测量、门诊量和相关政策等各可能影响淋病报病数量的方面开展了专题调查，具体调查方法和内容如下。

（一）调查地区及机构

选取2017年1—7月同比报告病例增加数占广东省增加病例数90%的10个地市作为调查地区。具体调查地市和医院如下。

①深圳：深圳市龙华区人民医院、深圳市南山区人民医院、深圳市宝安区福永人民医院、深圳市罗湖区人民医院。

②广州：广州市白云区第一人民医院、广州市第八人民医院（嘉禾院区）、广州中医药大学第一附属医院、广州市番禺区第二人民医院。

③佛山：佛山市禅城中心医院、佛山市南海区第六人民医院、佛山市顺德区龙江医院、佛山市南海区第七人民医院。

④珠海：珠海市中西医结合医院、珠海市人民医院、广东省中医院珠海医

院、珠海市香洲区人民医院。

⑤中山：中山市古镇人民医院、中山市中医院、中山火炬开发区医院、中山市陈星海医院。

⑥江门：江门市五邑中医院、鹤山市人民医院、江门市皮肤医院、江门市中心医院。

⑦东莞：广东医科大学附属东莞第一医院、东莞市桥头医院、东莞市石碣医院、东莞市清溪医院。

⑧惠州：惠东县人民医院、博罗县人民医院、惠州市皮肤病防治研究所、惠州市第三人民医院。

⑨揭阳：揭阳市人民医院、普宁市慢性病防治中心、普宁市人民医院。

⑩梅州：梅州市人民医院、丰顺县人民医院、梅县区慢性病防治院。

（二）调查内容

①医疗机构网络报告的淋病病例诊断准确性核查：登录中国疾病预防控制信息系统传染病报告信息管理系统网，按报告地区、发病日期、已审核三个条件，查询本辖区开展调查的各医疗机构2014年1月到2017年9月网络直报的所有淋病病例，分别按年度导出为Excel文件，并整理成病例清单，由防保科工作人员根据报告病例的医生姓名，列出报告科室，再到相应科室核查报告病例的诊断准确性及抗生素使用情况，每家医疗机构2014—2017年病例数每年核查20例，小于等于20例者全查，病例的抽取需随机并包含男女病例。另须按照填写的所有淋病病例的报告科室，按科室进行淋病病例数量的统计。

②男性尿道炎和女性阴道炎/宫颈炎就诊者的门诊量统计：到信息科（或皮肤性病科/泌尿科/男科等相关科室门诊）查询和记录2014年1月到2017年9月诊断中包含尿道炎的患者门诊量。到信息科（或皮肤性病科、妇产科等相关科室门诊）查询和记录2014年1月到2017年9月诊断中包含阴道炎/宫颈炎的患者门诊量。

③医疗机构实验室淋球菌检测方法和检测数量统计：调查医疗机构实验室开展的淋球菌检测方法，包括淋球菌涂片染色、培养和核酸检测等，2014年1月到2017年9月各种方法的标本检测数量和淋球菌阳性数量。

④淋病就诊者就诊情况调查：每家医疗机构需询问20例疑似淋病就诊者，询问其到本院就诊前是否因淋病到私营医院就诊过，若医生已有相关记录也可纳入

统计。数据收集请做好相关原始记录，不够20例者，连续收集至2017年11月19日。

⑤医院问卷调查：针对表格无法收集的信息，医院防保科填写一份调查问卷，内容涉及医院是否迁址或成立新院区、是否创建三甲、是否改变淋病等性病的筛查策略、是否改变淋病等性病的报病制度（如奖惩制度）、是否存在淋病报病和诊疗性病培训变化等。

二、调查结果

通过开展广东省淋病疫情增长影响因素调查，了解了全省淋病报病准确性、检测数量、检测阳性率和疫情影响因素归因等，具体结果如下所示。

（一）淋病报病准确性分析

2014—2016年，所有调查地区总淋病报病准确性为98.9%，每年均在98%以上。详见表19-6。

表19-6　2014—2016年淋病报病准确性率分析

年份	筛查数量	准确	不准确	准确率/%
2014年	643	632	11	98.3
2015年	665	659	6	99.1
2016年	672	668	4	99.4
合计	1 980	1 959	21	98.9

（二）性病诊疗相关科室淋病报告数

所有性病诊疗相关报病科室中，泌尿科为主要报病科室，2016年报病数占所有科室总报病数的59.5%，报病数由2014年的1 766例增长到2016年的3 266例，年均增长幅度为35.99%。2014—2016年，报病年均增长幅度最高的为妇产科（36.21%），增长幅度最小的为皮肤性病科（4.38%）。详见表19-7。

表19-7　2014—2016年性病诊疗相关科室淋病报告数

科室	2014年	2015年	2016年	年平均增长幅度/%
皮肤性病科	1 061	1 004	1 156	4.38
泌尿科	1 766	2 181	3 266	35.99
妇产科	249	259	462	36.21
其他科室	474	492	606	13.07
合计	3 550	3 936	5 490	24.36

（三）尿道炎、阴道炎和宫颈炎就诊人次数

2016年，所有调查医疗机构尿道炎、阴道炎和宫颈炎的总就诊人次数为558 439例，相比2014年上升8.19%，年均增长幅度为4.02%。除泌尿科外，其他科室均呈上升趋势，皮肤性病科年均增长幅度最大（5.17%）。详见表19-8。

表19-8　2014—2016年性病诊疗相关科室尿道炎、阴道炎和宫颈炎就诊人数

科室	2014年	2015年	2016年	年平均增长幅度/%
皮肤性病科	34 658	38 508	38 333	5.17
泌尿科	23 762	24 948	23 018	-1.58
妇产科	432 817	447 313	470 473	4.26
其他科室	24 922	26 183	26 615	3.34
合计	516 159	536 952	558 439	4.02

2016年，尿道炎总就诊人次数为49 263例，相比2014年下降0.4%，年均下降幅度为0.2%。妇产科和皮肤性病科的尿道炎就诊人数呈现上升趋势，妇产科年均上升幅度为28.23%，皮肤性病科年均增长幅度为0.72%。

2016年，阴道炎和宫颈炎总就诊人次数为514 666例，相比2014年上升9.4%，年平均增长幅度为4.62%。泌尿科的上升幅度最大，年均增长幅度为36.51%。

（四）不同检测方法检测量分析

2014—2016年，实验室总检测量由155 747例上升到183 434例，年均增长幅度为8.53%，其中培养法年均增长幅度最大，为30.69%；其次是核酸法，为29.99%；涂片法检测量呈现下降趋势，年均下降幅度为8.27%。在所有检测方法的检测量中，涂片法占比均为历年最多，但总体呈下降趋势，由2014年的57.07%下降到2016年的40.77%，其余检测方法构成比均呈上升趋势。详见表19-9。

表19-9　2014—2016年不同检测方法检测量分析

方法	2014年	2015年	2016年	年平均增长幅度/%
涂片法	88 879	76 202	74 784	-8.27
培养法	42 172	67 137	72 031	30.69
核酸法	10 792	12 568	18 235	29.99
荧光法	13 904	15 549	18 384	14.99
合计	155 747	171 456	183 434	8.53

（五）淋病检测率

2014—2016年全省淋病检测率平均年增长幅度为4.34%，2016年的检测率为32.85%。详见表19-10。

表19-10　2014—2016年淋病检测率分析

方法	2014年	2015年	2016年	年平均增长幅度/%
门诊量	516 159	536 952	558 439	4.02
检测量	155 747	171 456	183 434	8.53
检测率	30.17	31.93	32.85	4.34

（六）不同检测方法检测阳性人数（率）分析

2014—2016年，所有检测方法总的检测阳性量和阳性率均呈上升趋势，阳性量由2014年的4 975例增加到2016年的7 504例，阳性率由2014年的3.19%上升到2016年的4.09%。荧光法阳性率增长幅度最大，年均增长56.62%，其次为涂片法（25.84%）。所有检测方法检测阳性量中，涂片法占比最多，但呈逐年下降趋势，荧光法和培养法的构成比呈上升趋势。详见表19-11。

表19-11　2014—2016年不同检测方法阳性率（量）分析

方法	2014年	2015年	2016年	阳性率年均增长幅度/%
涂片法	2.69（2 389/88 879）	3.34（2 546/76 202）	4.26（3 185/74 784）	25.84
培养法	4.62（1 948/42 172）	3.48（2 339/67 137）	4.53（3 262/72 031）	−0.98
核酸法	5.23（564/10 792）	4.56（573/12 568）	4.45（818/18 384）	−7.34
荧光法	0.53（74/13 904）	0.45（70/15 549）	1.30（239/18 384）	56.62
合计	3.19（4 975/155 747）	3.22（5 528/171 456）	4.09（7 504/183 583）	13.23

（七）其他因素分析

通过问卷调查，发现所有医院均实施了药品零差价，外面所有的私人药店/药房均销售抗生素类药物，43.2%的医院增加了性病报病诊疗培训次数，48.6%的医院扩大了性病报病诊疗培训人员范围，38.9%的医院加强查漏报重报奖惩力度，30.6%的医院加强了淋病的准确性核查。详见表19-12。

表19-12　其他因素特征

其他因素特征	是	否	发生率/%
创建三甲	5	33	13.2
三甲复审	3	35	7.9
迁址	2	36	5.3
成立新院区	2	36	5.3
实施药品零差价	38	0	100
增加性病报病诊疗培训次数	16	21	43.2
扩大性报病诊疗培训人员范围	18	19	48.6
泌尿外科筛查改变	6	32	15.8
皮肤性病科筛查改变	6	32	15.8
妇产科筛查改变	5	33	13.2
加强查漏报重报奖惩力度	14	22	38.9
加强淋病准确性核查	11	25	30.6
药店销售抗生素类药物	70	0	100

（八）影响因素归因度分析

1. 计算公式

某类性病报告发病人数（Reported cases）= 性活跃人数（Number）× 人群患病率（Prevalence）× 患者就诊率（Visiting）× 实验室检测率（Utilization）× 检测方法敏感度（Sensitivity）× 淋病正确诊断率（Diagnosis）× 报告率（Report）。

某性病报告发病率 = 某性病报告发病例数/性活跃人群数

$= (N \times P \times V \times U \times S \times D \times R) / N = P \times V \times U \times S \times D \times R$

2014—2016年淋病年均报告发病率增长率

$= \sqrt{2016年淋病报告发病率 / 2014年淋病报告发病率} - 1$

$= \sqrt{\dfrac{P_{2016} \times V_{2016} \times U_{2016} \times S_{2016} \times D_{2016} \times R_{2016}}{P_{2014} \times V_{2014} \times U_{2014} \times S_{2014} \times D_{2014} \times R_{2014}}} - 1$

2. 影响因素指标计算

①检测方法敏感度分析。

2016年实验室检测方法总体敏感度（97.1%）较2014年（96.8%）上升0.3%。详见表19-13。

表19-13　2014—2016年广东省实验室检测方法敏感度

检测方法	2014年			2016年		
	实际检测阳性数	敏感度/%	校正阳性数	实际检测阳性数	敏感度/%	校正阳性数
核酸	564	97.6	578	818	97.6	838
涂片	2 389	94.2	2 536	3 185	94.2	3 381
培养	1 948	100	1 948	3 262	100	3 262
荧光	74	97.4	76	239	97.2	246
合计	4 975	96.8	5 138	7 504	97.1	7 727

注：校正阳性数＝实际检测阳性数÷敏感度。

②淋病报告发病率。

通过全国性病防治管理信息系统获得2016年全省淋病报告发病率为99.37%，2015年全省淋病报告发病率为98.99%，2014年全省淋病报告发病率为99.60%。

③各项指标汇总。

影响因素各项指标汇总如下。详见表19-14。

表19-14　广东省报告淋病病例数增加因素指标统计

指标	2014年	2016年	比值（2016年/2014年）
性活跃人数N	—	—	设定为1.00
人群患病率P/%	3.19	4.09	1.28
患者就诊率V/%	—	—	设定为1.00
实验室检测率U/%	30.17	32.85	1.09
检测方法敏感度S/%	96.83	97.10	1.01
淋病正确诊断率D/%	98.30	99.40	1.01
报告率R/%	99.60	99.37	0.99

④影响因素计算。

通过公式计算，年均发病增长率为：

$$\sqrt{1.00 \times 1.28 \times 1.00 \times 1.09 \times 1.01 \times 1.01 \times 0.99} - 1 = 0.19 。$$

对该数据进行敏感性分析：令人群患病率$P=1$，其余数值不变，则发病增长率＝0.05，故人群患病率对本次调查淋病报告病例数增加的贡献为0.14；令实验室检测率$U=1$，其余数值不变，则发病增长率＝0.14。故实验室检测率对本次淋病报告病例数增加的贡献为0.05；检测方法敏感度、淋病正确诊断率和报告率对本次淋病疫情上升影响很小。

三、成效

（一）明确了淋病疫情上升的原因

通过本次调查发现，广东省淋病疫情上升的主要原因是淋病发病率的真实上升，同时也包括筛查力度加大和核酸检测量增大等因素，另外药品零差价政策、增加性病报病诊疗培训次数、扩大性病报病诊疗培训人员范围、加强淋病准确性核查等因素也都可能导致淋病报病疫情的上升。

（二）为随后开展的全省淋病疫情精准防控提供科学依据

第一，强化多部门合作，联防联动、齐抓共管的性病防控机制。第二，加大性病规范化报病督导和考核力度。第三，加大淋病筛查力度，在高危人群中开展淋病的早期筛查和主动监测工作，做到淋病早发现、早诊断、早治疗。第四，加强全省性病规范化实验室建设工作，增强各实验室淋球菌检测质量管理和耐药监测工作。第五，加强规范化性病门诊建设，切实加强性病诊疗机构医生的培训工作。第六，加强重点人群和高危人群的宣教和干预工作，在性活跃年龄普通人群中普及性健康和生殖健康教育，使其了解性病感染危害、不良结局及预防控制措施。

第三节　患病率专题调查：广东省育龄女性衣原体感染患病率调查

生殖道沙眼衣原体感染（简称：衣原体）是全球和我国最为流行的性病。育龄女性是衣原体感染的重点人群，衣原体感染可引起女性盆腔炎和不孕，孕妇感染可引起异位妊娠、早产、流产等不良妊娠结局，严重影响优生优育。为了解广东省育龄女性衣原体感染的患病率情况，掌握衣原体感染的流行现状，我们开展了此次专题流行病学调查。

一、具体做法

2022—2023年，省皮肤性病防治中心依托广东省防治生殖道沙眼衣原体感染试点项目在深圳南山、珠海香洲、茂名信宜、云浮新兴和揭阳普宁等5个地区的育龄女性人群中开展了衣原体感染患病率调查。

（一）调查对象

调查人群为16～49岁、有性行为、近2周内未使用抗生素和知情同意参加本次调查的育龄女性人群。本次调查依托婚前或孕前门诊开展。

（二）样本量

根据横断面调查样本量计算公式测算，本次至少需要调查1 000例，各调查地区至少调查200例。

（三）调查步骤

1. 人群编码和标签

广东省皮肤性病防治中心统一印制和发放编码标签，该编号为标本传送检测过程中唯一编号。编码由"地区编码-机构编码-人群编码-连续号"组成，第1～2位为地区编码（深圳-SZ，珠海-ZH，茂名-MM，揭阳-JY，云浮-YF），第3～4位为医疗机构编码（各区自行安排，但需将医疗机构编码对照表提交给省皮肤性病防治中心），第5～6位为医疗机构内的不同人群编码，省皮肤性病防治中心会统一规定人群编码，第7～9位为连续编号，同一单位内该编号不能重复使用。如深圳市南山区人民医院的机构编号为"01"，在该院调查的第1例患者编码为：SZ-01-01-0001。标本编码和问卷编码必须保持一致。

2. 信息采集

采用电子化问卷直接收集各人群相关信息，包括人口学基本特征、生活行为方式以及健康状况、临床检查、生物样本采集及检测信息等。同时对各研究对象开展衣原体感染防治知识问卷调查。知晓率调查条目如下。

Q1：衣原体感染是通过性接触传播吗？

Q2：衣原体可以治好吗？

Q3：生殖道的衣原体感染总是有症状吗？

Q4：育龄女性需要定期做衣原体检测吗？

Q5：衣原体感染会影响生育能力吗？

Q6：衣原体感染的性伴侣需要检测吗？

Q7：衣原体感染的孕妇会影响胎儿吗？

Q8：衣原体感染可以自己买药治疗吗？

3. 样本采集、保存与运输

每名调查对象采集1份尿液标本。采样方法如下：尿液由调查人群自行采集，要求采样前2 h内不要小便。使用"cobas® PCR尿液样本收集盒"收集前段尿液（3～5 mL首段尿液）到尿液收集杯中，并立即转移到尿液专用保存管（cobas® PCR Media试管）内，最后的液面高度位于试管壁上两条黑线之间。盖紧管盖并上下颠倒混匀5次，置于4～8 ℃环境冷藏保存。

所有生物样本当日需放置在4～8 ℃冰箱中保存。样本管理部门需做好标本数量、质量、基本信息核对。每一个调查对象的样品包括：生物样本、样品清单电子版与纸质版；呈血红色或者深棕色的尿液作为不合格样本拒收。现场调查结束后，由广东省皮肤性病防治中心安排专业样本运输机构将标本统一运输至广东省皮肤性病防治中心进行检测。

4. 标本检测

统一采用NAAT实验室检测方法检测尿液。检测仪器和试剂信息如下：试剂为cobas® 4800系统样品制备试剂盒、扩增/检测试剂盒、质控试剂盒、系统液基细胞学制剂试剂盒、冲洗缓冲液试剂盒；设备为罗氏cobas® z 480分析仪。

5. 结果反馈

检测结果报告为阳性或阴性。所有检测结果均会登记至项目数据平台，各调查地区可自行上网查阅。省皮肤性病防治中心同时将检测结果统一反馈至辖区皮防机构。调查机构医务人员需对阳性人员进行告知，向患者提供相应的解释和咨询，并依据检测结果进行诊断和治疗。

（四）伦理和知情同意

调查实施上需要遵循自主选择、有利弱者、避免歧视、保护隐私等原则，在调查开始前需征得调查对象同意并签署知情同意书。

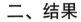

二、结果

（一）基本人口学特征

共纳入1 029人，平均年龄为29.5±6.3岁，多数是已婚（85.0%），本科及以上文化程度占31.8%，大多数月收入在6 000元以下（65.0%），外省户籍占12.5%。详见表19-15。

表19-15　基本特征描述

人口特征		频数（频率）
年龄/岁		29.5±6.3
婚姻状况	未婚	150（14.6）
	已婚	875（85.0）
	离异或丧偶	4（0.4）
教育程度	小学及以下	20（1.9）
	初中	256（24.9）
	高中/中专	160（15.5）
	大专	266（25.9）
	本科及以上	327（31.8）
月收入/元	<2 000	80（7.8）
	2 000~3 999	298（29.0）
	4 000~5 999	291（28.3）
	≥6 000	360（35.0）
户籍	本省	900（87.5）
	外省	129（12.5）

（二）性行为特征

12.9%的人最近3个月内和配偶或男朋友以外的人有过性行为，在性行为过程中42.1%的人从未使用过安全套，16.5%的人每次都使用安全套。

（三）衣原体感染率现状

广东省育龄女性人群衣原体感染率为3.7%，茂名信宜最高（5.9%），揭阳普宁最低（2.0%）。详见表19-16。

表19-16　不同地区各类人群衣原体感染率

调查人群	调查人数	CT感染数	CT感染率/%
深圳南山	207	7	3.4
茂名信宜	205	12	5.9
云浮新兴	209	8	3.8
揭阳普宁	200	4	2.0
珠海香洲	208	7	3.4
合计	1 029	38	3.7

（四）不同年龄段衣原体感染率

对于育龄女性在不同年龄段的衣原体感染率进行分析，发现在16～25岁年龄段的感染率是最高的（8.2%），育龄女性衣原体感染率呈随年龄增大而下降的趋势。详见表19-17。

表19-17　育龄女性人群不同年龄段感染率

年龄/岁	衣原体感染率/%
16～25	8.2（15/183）
26～30	2.3（12/515）
31～35	4.2（9/213）
36～40	1.4（1/73）
>40	2.2（1/45）

（五）衣原体感染知晓率分析

对于衣原体感染的知识知晓情况开展分析，8道知识题中答对6道题者判为知晓。广东省育龄女性衣原体感染的知晓率为43.8%，其中珠海香洲最高（91.8%），揭阳普宁最低（0）。详见表19-18。

表19-18　不同地区育龄女性衣原体感染知晓率分析

调查人群	调查人数	CT知晓数	CT知晓率/%
深圳南山	207	27	13.0
茂名信宜	205	172	83.9
云浮新兴	209	61	29.2
揭阳普宁	200	0	0
珠海香洲	208	191	91.8
合计	1 029	451	43.8

三、成效

（一）明确了育龄女性衣原体感染现状

通过本次调查弥补了广东省育龄女性衣原体感染率数据缺失的空白，为后续开展衣原体防治试点项目提供了数据支持。

（二）识别高风险人群

调查发现25岁以下育龄女性的衣原体感染率处于最高水平，是衣原体感染防控的重点人群，感染率有随年龄下降的趋势。

（三）将育龄女性衣原体感染纳入常规主动监测

鉴于广东省育龄女性人群的衣原体高感染率，广东省已计划将育龄女性衣原体感染纳入常规性病主动监测工作中，每年常规进行监测。

第四节　经验和启发

广东省在开展性病专题流行病学调查过程中总结归纳了一些影响调查的关键做法，主要包括以下四点。

一、经费保障

充足的经费保障是开展专题流行病学调查工作的关键。广东省根据防控工作需求，提前报省卫生健康委员会审批，在省级性病防治经费中设立了专项调查经费。

二、制订科学的调查方案

科学、系统的调查方案可以确保调查数据的准确性和可靠性。在专题流行病学调查中应科学制订调查方案，制订详细的操作规范和标准流程，确保数据采集的科学性、规范性和一致性。在大规模调查前，开展预调查，以测试调查方案的可行性和有效性，及时调整和优化调查方案。

三、调查方案的培训和质量管理

加强调查方案培训是确保专项调查工作有效开展的关键环节。在调查启动前应对调查地区的主要工作人员开展项目培训，包括解读调查工作方案、开展流程、注意事项等。调查周期内不定期对各调查点开展工作督导，及时发现调查工作中存在的问题并调整，保证调查质量。

四、加强数据挖掘和利用

有效深入的数据挖掘和利用，是我们发现关键防治和科学问题的关键所在。首先，要建立安全的数据平台，确保个人隐私和数据安全。其次，应结合已有的被动监测和主动监测数据，综合流行病学、统计学、社会学和计算机等多学科的优势，合作挖掘数据，加强人工智能等先进技术在性病防治方面的应用。最后，加强数据的利用和转化。依托多学科融合的数据分析结果，制定科学、合理的防治政策，确保资源的高效分配和干预措施的最佳效果，提高政策的针对性和有效性。

（赵培祯　南方医科大学皮肤病医院）

第二十章
广东省性病监测工作的挑战与展望

　　广东省性病监测工作在推动全省性病政策制定、指导防治性病工作开展和评估性病防治效果上发挥了重要作用。自20世纪80年代以来，广东省加强性病监测体系建设和能力提升，在常规开展法定性病病例报告的基础上，在部分地区（如深圳）全面推行重点性病病例报告的全覆盖；在全国性病哨点地区（6个）的基础上，设立广东省哨点监测地区（19个）；在重点人群（如暗娼）中开展患病率监测的基础上，提出低档场所暗娼是性病防治优先重点人群的理念；在积极参与全国淋球菌耐药监测的基础上，建立了覆盖全省的淋球菌耐药监测体系并开展监测与科研相结合的工作。这些监测工作不仅为广东省卫生厅于2013年启动"广东省梅毒综合防治示范区"建设、中国疾病预防控制中心性病控制中心于2017年在广东省启动首个"生殖道沙眼衣原体感染综合防治试点项目"提供了重要的依据，而且为世界卫生组织（WHO）于2009年在广东启动"以筛查为重点的梅毒综合防治示范项目"提供了研究的平台。广东省性病监测工作为《中国预防与控制梅毒规划（2010—2020年）》在全省范围内的实施与评估奠定了基础。此外，广东省取得的部分成就（如加强性病检测实验室能力建设、提升淋球菌耐药监测能力与质量）多次在全国会议上交流并得到同行的肯定。

第一节　性病监测工作的挑战和不足

　　虽然广东省在性病监测方面取得了一些成就且发挥了重要作用，但仍然存在着一系列挑战与不足。

一、面临的主要挑战

（一）监测投入相对不足

性病监测工作是性病防治的基础工程，虽然有相关的政策和规范（如《中华人民共和国传染病防治法》和《性病防治管理办法》）为性病监测工作提供政策保障，但目前的经费投入明显不能满足性病监测工作的需求，导致部分地区对性病监测工作缺乏重视。

（二）监测能力分布不均

性病监测是建立在医疗服务和实验室检测能力基础上的工作。广东省作为一个经济发展呈现明显区域差异的大省，在性病监测能力上存在明显的不同，导致许多监测工作只能在经济发达的地区开展，农村地区覆盖不够，从而影响到对广东省性病疫情的全面了解。

（三）联动机制尚未建立

随着我国流动人口规模的增加和人口流动模式的变化，人口与劳动力流动已经成为广东省的一种社会发展和经济转轨现象。然而，目前广东的性病监测工作尚未建立与周边地区（尤其是中国香港、中国澳门）以及人口流动地区之间的长效联动机制，以开展相应的信息共享和联合监测工作。

（四）监测人群更加隐蔽

对性病及其患者的社会歧视和偏见给性病监测工作的实施营造了不良的社会环境，导致性病监测的目标人群（如男男性行为者、暗娼）更加隐蔽，难以在这些人群中开展监测活动。此外，由于社会歧视，导致目标人群不愿意提供真实信息或配合流行病学调查，从而影响了性病监测工作的开展和监测数据的质量等。

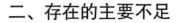

二、存在的主要不足

（一）监测内容相对有限

目前广东省的性病监测主要是依托医疗机构的性病病例报告、监测点的淋球菌耐药监测（主动监测）和在部分人群中不定期开展的患病率监测等，仍然存在监测人群相对有限和监测连续性不够，以及尚未将淋球菌耐药被动监测、行为学监测、临床病征监测、疾病负担估计等纳入性病综合监测的常规工作内容。此外，监测数据的质量还有待提高。

（二）监测指标相对单一

目前广东省性病监测的指标主要依赖于病例报告的报告发病数和报告发病率，然而这些指标往往会受到多种操作因素（如患者就诊行为、医院检测能力及质量、医生诊断能力和报病意识等）的影响，导致这些指标在反映性病防治的工作（如筛查覆盖面提高可增加新发病例发现）以及反映防治效果（如防治效果需要体现新发病例的下降）上存在不确定性，给监测结果的解释带来一定困难。

（三）监测信息不够全面

目前在常规监测工作中收集的信息相对有限，在很大程度上还不能满足疫情及其风险因素分析的需要，在监测工作中尚未能将流行病学（如人群分类、性行为）、临床（如临床诊断、疾病分期）和实验室检测（如检测方法、检测结果）信息有效地整合，数据缺漏严重，实际可用信息有限，难以为分析和解读疫情提供信息支撑。

（四）监测研究开展较少

目前在性病监测工作中仍然存在许多技术性和操作性问题，有待解决，但针对这些问题开展的研究相对较少，以及将跨学科的方法（如人工智能、数学模型）应用到性病监测工作和监测数据分析与利用方面也相对较少。

（五）监测结果利用不充分

目前广东省性病监测的数据分析和利用相对不充分，监测结果主要用于撰写技术报告、提供政府决策和制订相关指南等，并没有在此基础上建立更加广泛的数据利用和分享机制，让所有利益攸关者（包括医务人员、高危人群、社区公众等）能够及时了解性病的疫情状况。

第二节　性病监测工作的机遇

虽然目前广东省性病监测仍然面临许多挑战与不足，但新形势下的疾病预防控制事业和卫生健康高质量发展给性病监测工作的能力提升和工作推进带来了诸多机遇。

第一，在2023年国务院办公厅颁布的《关于推动疾病预防控制事业高质量发展的指导意见》中将"提升监测预警和检验检测能力"作为全面提升疾控专业能力的首要举措，强调了优化传染病疫情网络直报工作和完善临床监测、病原监测等专业监测工作，以及建立健全包括疾控机构、医疗机构、高等院校、科研院所、海关国际旅行卫生保健中心以及检验检测机构在内的公共卫生实验室网络，为包括性病在内的传染病监测提供了体系和能力上的支撑。广东省委省政府在2023年发布的《关于推进卫生健康高质量发展的意见》中明确提出有关推进公共卫生体系建设、加强疾病预防控制体系现代化建设等任务，为包含性病监测在内的性病防治工作发展提供了明确指导。此外，广东省疾控体系改革中明确将传染病防控和应急处置纳入各级疾控机构的核心职能，将强化监测预警、风险评估、流行病学调查、检验检测等纳入能力建设的范畴，以适应疾病预防控制的新形势和新任务。

第二，医防融合已经成为新时代背景下实现健康中国战略的重要举措，通过强调公共卫生与医疗服务体系的有效融合与衔接，强化医疗机构疾病防控职责，提升医疗机构传染病早发现、早报告、早处置的能力水平，提供规范传染病防控服务。医防融合的实施为结合医疗机构开展公共卫生的性病监测工作提供了机会。

第三，粤港澳大湾区的建设不仅为广东省性病防治的发展带来契机，而且为拓展性病监测工作提供了基础。大湾区经济的蓬勃发展和交流合作促进了区域性医疗资源整合，为性病防治提供了更有力的技术支持和更丰富的专业人才。

第四，新技术（包括互联网技术）的发展为性病监测工作提供了方便、快捷和有效的手段，也为性病监测数据的分析和利用提供了创新的方法。

第三节　性病监测工作的展望

性病监测是广东省性病防治中一项不可或缺的基础性工作，也是疾病预防控制工作高质量发展的一项重点内容。广东省性病监测将把握时代的机遇、应对目前的挑战、弥补存在的不足，从性病监测的体系建设与管理、监测内容与手段、数据分析与利用等方面进一步加以完善，促进广东省性病监测高质量发展。

一、加强监测体系建设和管理

（一）加强监测系统的顶层设计

根据性病防治长期规划的重要内容制订相应的综合监测规划，指导性病监测工作的创新和可持续发展。充分利用传染病防治和疾病预防控制的相关政策，加强性病监测相关政策的倡导，加大政府的经费投入，完善全省性病综合监测体系的布局、实施和管理。

（二）加强监测工作的横向结合

性病监测与艾滋病监测（全国艾滋病哨点监测）和抗生素耐药监测（全国细菌耐药监测）相结合，充分利用艾滋病监测和抗生素耐药监测体系开展性病监测工作，实现监测系统之间的资源共享、信息共享，最大程度地利用综合监测信息指导防治决策和防治工作。

（三）加强监测体系的实验支撑

加强实验室检测能力的建设，特别是在经济欠发达的地区需要完善性病实验室网络体系建设，在加强医疗机构重点性病检测能力和质量管理与控制基础上，充分发挥研究机构、大专院校和专业检测机构在性病监测中的作用，为全面开展性病综合监测提供重要保障。

（四）加强监测工作的互动机制

在进一步完善省内性病监测体系和网络建设的同时，建立与周边省份（特别是流动人口来源省份）和港珠澳地区之间性病监测工作联动机制，加强信息的分享和工作的合作。此外，鉴于广东省部分地区（如广州市）已经成为非洲流动人口在亚洲的最大聚集地之一，加强与非洲国家之间必要的交流非常重要。

二、加强监测内容与手段完善

（一）拓展监测工作的多个维度

在加强性病疫情和抗生素耐药监测基础上，加强对性病健康危害（如生殖健康危害、妇幼健康危害）的监测；在开展性病疫情估计和预测基础上，加强对性病公共卫生资源消耗和个人劳动力丧失的监测，从而为性病防治政策制定和效果评估提供多个维度的循证依据。

（二）拓宽监测数据的来源渠道

在整合现有的各种公共卫生信息监测系统基础上，通过建立临床哨点的方式收集性病病征的症状监测信息，通过关注网络媒体的方式收集性病相关的舆情监测信息，通过与其他部门的合作收集性病治疗药物的环境监测信息等，从而为性病疫情的分析提供更多信息。

（三）开展创新监测技术的研究

借助于现有的互联网技术、人工智能技术和分子诊断技术等，针对监测工作实施的各个环节开展创新技术和策略的研究，解决目前在性病监测中存在的各种技术瓶颈（如目标人群对传统信息收集方法的低接受性），从而提升监测的可行性、质量和效率。

三、加强监测结果的分析与应用

（一）加强监测数据的综合分析

借助现有的互联网、计算机及人工智能等技术，加强性病监测数据收集、整理和分析的能力，提高监测数据的质量和利用。例如，随着性病监测数据来源的不断丰富和信息量的不断增加，在建立大数据平台的基础上加大跨学科的协作，可以借助数理统计学和数学建模技术等加强监测数据的开发和利用，结合地理信息系统、流动人口登记系统等开展性病发病和流行的时空聚集性研究，提升性病的精准化防控。

（二）健全监测信息的分享机制

在充分发挥性病监测数据在政府决策和防治效果评估上作用的同时，通过必要的机制加强监测结果并与周边省份、粤港澳大湾区以及相关国家之间开展信息分享和交流，如与非洲国家分享分子流行病学监测信息、与东南亚地区国家分享淋球菌耐药监测信息，从而提升监测信息在应对地区和全球性病流行上的作用。

（三）提升监测信息的分享效能

网站信息发布已经成为传染病疫情及时发布和分享的重要途径之一，国家及部分省（直辖市、自治区）卫生健康委员会已经定期对法定传染病疫情信息进行发布，以便公众更好地了解传染病流行状况。针对性病疫情信息，可以充分利用信息时代专业网站的优势，在性病监测业务管理机构的网站中开设性病信息模块，加强性病疫情数据可视化呈现，帮助公众了解性病流行的有关信息，提升公众的性病防控意识。

（李畅畅　南方医科大学皮肤病医院）